Natürlich gesund mit Hamamelis

Wolfgang Möhring / Dr. Matthias Augustin

Natürlich gesund
mit Hamamelis

Die Zaubernuß – ein indianisches Heilmittel

- Ekzeme und Juckreiz, Entzündungen und Wunden,
  Durchfall und Krampfadern wirksam behandeln
- Tees, Lotionen, Salben und homöopathische Mittel
- Natürliche Hilfe für die Haut: Pflegen und Schützen

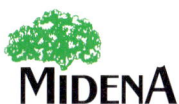

MIDENA

Die Autoren:
Wolfgang Möhring ist seit mehr als 12 Jahren als Heilpraktiker in München tätig. Spezialisiert hat er sich auf Phyto-, Aroma- und Haltungstherapie sowie Krankheitsprophylaxe.
Dr. Matthias Augustin ist Oberarzt der Universitäts-Hautklinik und Leitender Arzt der Klinik St. Urban in Freiburg. Er leitet eine Forschungsgruppe zu Naturheilverfahren bei Hauterkrankungen mit dem Schwerpunkt Phytotherapie.

Die Deutsche Bibliothek – CIP-Einheitsaufnahme

Möhring, Wolfgang:
Natürlich gesund mit Hamamelis : die Zaubernuß – ein indianisches Heilmittel/Wolfgang Möhring/Matthias Augustin. – Augsburg : Midena, 1999
ISBN 3-310-00577-1

Midena Verlag, München
© 1999 Weltbild Ratgeber Verlage GmbH & Co.KG
Alle Rechte vorbehalten

Redaktion: Angelika Lang
Lektorat: Barbara Fellenberg
Satz: Cicero Lasersatz, Dinkelscherben b. Augsburg
Fotos: Bavaria: Dan Sams S. 10. Mauritius: Dr. Buff S. 7; Reinhard S. 20; Pöhlmann S. 23, 42, 66, 70, 80, 86. Niehoff: S. 46, 58, 92. Photo Press: Aska S. 11; Rose S. 57; Gerhard S. 71; IBE S. 106. Reinhard: S. 12, 17, 29, 44, 83, 88, 97, 103. Wanblee wakan: S. 14, 19.
Umschlaggestaltung: S/L Kommunikation
Umschlagfotos: Hans Reinhard
Reproduktion: Mayr, Donauwörth
Druck und Bindung: Offizin Andersen Nexö, Zwenkau

Printed in Germany

ISBN 3-310-00577-1

Inhalt

Vorwort

■ Seit einiger Zeit besinnt man sich wieder zunehmend auf das traditionelle Wissen um die Wirkung von Heilpflanzen. Man hat erkannt, daß sie in vielen Fällen die zwar effektiven, aber häufig mit Nebenwirkungen behafteten Arzneimittel der pharmazeutischen Industrie sinnvoll ergänzen und oftmals ersetzen können. Immerhin ein gutes Drittel aller verordneten Medikamente enthalten heute pflanzliche Substanzen.

Der über Jahrtausende zusammengetragene Erfahrungsschatz pflanzenkundiger Ureinwohner verschiedener Kulturen kann uns viel Unbekanntes über die arzneilichen Eigenschaften und die Verwendung traditioneller Heilpflanzen zeigen. Dabei wurde die Medizin der nordamerikanischen Indianer über lange Zeit hinweg unterschätzt und vernachlässigt. In dieser Heiltradition gilt *Hamamelis virginiana*, die Virginische Zaubernuß, als eine der wichtigsten Heilpflanzen. Die indianische Medizin nutzte das therapeutische Spektrum von Rinde und Blättern des Strauches für eine Vielzahl von Beschwerden, wie Hautkrankheiten, Wunden und Entzündungen verschiedenster Art.

Forscher entdeckten in jüngster Zeit die Bedeutung antioxidativer Schutzstoffe, die auch in der Hamamelis enthalten sind. Sie wirken einer frühzeitigen Hautalterung und der Bildung schädlicher Sauerstoffradikale entgegen und unterstützen das Abwehrsystem. Inzwischen erkennt auch die moderne Wissenschaft die heilenden Eigenschaften von Hamamelis an. Eine Expertengruppe der amerikanischen Gesundheitsbehörde (FDA) hat das entzündungshemmende und juckreizlindernde Potential der Virginischen Zaubernuß hervorgehoben und diese Pflanze als wirksam, sicher und von großem therapeutischen Wert anerkannt.

Wolfgang Möhring

Wissenswertes über Hamamelis

■ Heilpflanzen sind die ältesten bekannten Arzneimittel. Man kannte und gebrauchte sie in allen frühen Hochkulturen der Menschheit. Zunehmend werden Naturwissenschaftler auf den Erfahrungsschatz der traditionellen Pflanzenheilkunde aufmerksam und versuchen, die Wirkweise von Heilpflanzen durch pharmakologische Untersuchungen zu bestätigen.

Hamamelis ist eine solche traditionelle Heilpflanze. Seit vielen Jahrhunderten wird sie von den nordamerikanischen Indianern als wertvolles Heilmittel geschätzt und verwendet. Ihre Wirksamkeit wurde in den letzten Jahrzehnten durch zahlreiche Untersuchungen nachgewiesen, so daß sich Hamamelis in der europäischen Medizin bereits als Heilmittel etabliert hat. Neue Forschungen weisen darauf hin, daß die Eigenschaften von Hamamelis als Arzneipflanze besonders im Hinblick auf die oft so schwierig zu behandelnden Hauterkrankungen eine neue Bewertung verlangen.

Geschichtlicher Hintergrund

Hamamelis virginiana, die Virginische Zaubernuß, wird schon seit vielen Jahrhunderten von den Indianern Nordamerikas zur Behandlung zahlreicher Beschwerden verwendet und als außerordentlich wertvolle Heilpflanze geschätzt. Der englische Botaniker Collinson (1693–1768) lernte den Strauch im Jahr 1736 bei den Indianern Nordamerikas kennen. Die Eingeborenen verwendeten Blätter und Rinde als geheimnisvolles Wundermittel, um auch hartnäckigste Verletzungen zu heilen. Collinson führte Hamamelis in Europa jedoch nur als Zierpflanze ein. Seit Anfang des 18. Jahrhunderts wird der winterharte Strauch in Gärten und Parkanlagen angepflanzt und ist heute in nahezu jedem botanischen Garten zu finden.

Die ersten Kolonisten waren für diese wirksame Medizin sehr dankbar und übernahmen von den Indianern das Wissen um die Heilkraft des Strauches. Im östlichen Nordamerika, in der Heimat von *Hamamelis virginiana*, sind die Blätter und Rinde der Pflanze daher seit langem fester Bestandteil der Volksmedizin.

Besonders der Amerikaner T. Pond hat sich um die arzneiliche Verwendung von Hamamelis verdient gemacht. Er beobachtete, wie die Oneidas-Indianer Brandwunden, Hämorrhoiden, Geschwüre und Wunden aller Art mit einem Auszug behandelten. Dazu wurden die frischen Zweige über dem Feuer in einem Kessel gekocht und der Sud anschließend mit etwas Alkohol konserviert. Pond lernte diese Zubereitung von den Indianern und vertrieb das von ihm hergestellte Mittel unter dem Namen »Golden Treasure« (Goldschatz). Ponds Zaubernußextrakt wurde zu Großmutters Zeiten in Nordamerika in zahllosen Haushalten als Allheilmittel für Verbrennungen, Schnittwunden und Entzündungen der Haut verwendet, ähnlich wie bei uns heute Kamillen- und Arnikazubereitungen.

Die weißen Siedler und vermutlich auch die Indianer benutzten die gegabelten Zweige der Hamamelis außerdem als Wünschelrute, um Wasser oder Gold zu finden.

Erst im 19. Jahrhundert wurde Hamamelis Bestandteil der »seriösen« Medizin Europas und der USA und systematisch geprüft. In Deutschland wurde Hamamelis von einem Pharmaunternehmen aus Leipzig ab 1864 eingeführt. Zu dieser Zeit produzierte man in den USA bereits den ersten Hamamelisextrakt. Später stellte man aus frischen Pflanzenteilen mittels Wasserdampfdestillation das Hamameliswasser (Aqua Hamamelidis) her, das in den USA unter den Namen »Hazeline« oder »Witch Hazel« auch in den meisten Friseurgeschäften als Hautpflegemittel nach der Rasur (After shave) verwendet wurde. Hamameliswasser ist heute in den USA überall erhältlich. Es wird vor allem bei Mückenstichen, Verstauchungen, Quetschungen, Sonnenbrand, Kratzern, äußeren Hämorrhoiden und anderen kleinen Hautverletzungen benutzt.

Die europäische Volksmedizin übernahm teilweise Anwendungsarten der Virginischen Zaubernuß, wie sie bei den Indianern üblich waren. Seitdem werden Hamameliszubereitungen mit Erfolg bei Hämorrhoiden, Krampfadern, lokalen inneren und äußeren Entzündungen, zur Blutstillung, bei Geschwüren und juckenden Ekzemen eingesetzt. Die Homöopathie verwendet Hamamelis besonders bei Venenbeschwerden und Krampfadern sowie Blutungen aller Art. Bei den homöopathischen Ärzten Nordamerikas ist außerdem Hamameliswasser als ein Standardpräparat in Gebrauch. Weltweit finden Hamamelisextrakte und -destillate heute zahlreiche Verwendung in kosmetischen Präparaten.

Kleine Pflanzenkunde

Die Virginische Zaubernuß, *Hamamelis virginiana* L., gehört zur Familie der *Hamamelidaceae*, der Hamamelis- oder Zaubernußgewächse, von der heute etwa 23 Gattungen mit 143 Arten bekannt sind. Verbreitungsschwerpunkt der Gattung *Hamamelis* liegt im mittleren und südlichen China, aus dem die meisten Arten bekannt sind. Nur die in Nordamerika heimische Virginische Zaubernuß wird für arzneiliche Zwecke verwendet.

Hamamelis virginiana ist ein locker verzweigter, sommergrüner, mehrjähriger und winterharter Strauch. Er hat nur ein kurzes Wurzelnetz, aus dem biegsame Ruten etwa 2–3 m emporsprießen, ähnlich einem Haselnußstrauch. In günstigen Lagen und mit zunehmendem Alter kann sich Hamamelis aber auch zu einem Baum bis maximal 10 m Höhe entwickeln. Bei schlechten Boden- und Klimaverhältnissen bleibt der Strauch kurz und bizarr und wird nur 2 m hoch. In Mitteleuropa sind Wuchshöhen um 5 m normal.

Die Zweige besitzen eine glatte, gelblichbraune, innen rötlich gefärbte Rinde, die sich mit zunehmendem Alter silbergrau bis graubraun färben kann. Die ledrigen, verkehrt eiförmigen Blätter stehen wechselständig und verfärben sich im Herbst in ein kräftiges Gelb, seltener auch rötlich. Sie sind geruchlos und schmecken herb-bitter und zusammenziehend, aber weniger bitter als die Rinde.

Die goldgelben Blüten erscheinen oft erst, wenn die Blätter bereits abgefallen sind.

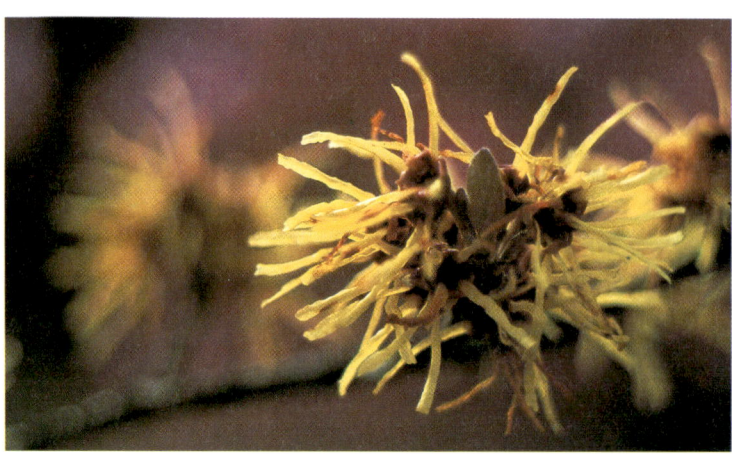

Die kleinen, goldgelben Blüten stehen in kurzgestielten, köpfchenartigen Büscheln zusammen. Sie erscheinen erst im Herbst, manchmal auch erst im Winter, wenn die Blätter schon längst abgefallen sind, und verzaubern die Landschaft. In südlichen Verbreitungsgebieten blüht der Strauch von Januar bis März. Die gelben Blütenblätter reagieren stark auf Temperaturschwankungen, indem sie sich bei sinkender Temperatur uhrfederartig zurückrollen und bei Wärme wieder entfalten. Zur Befruchtung, die bei Pflanzen normalerweise gleich nach der Bestäubung folgt, kommt es bei Hamamelis etwa 5–7 Monate nach der Bestäubung, also im nächsten Frühjahr. Die haselnußähnlichen, kapselartigen Früchte reifen dann bis zum Sommer oder Frühherbst heran und erscheinen auf diese Weise noch vor der Blüte. Dies ist relativ selten im Pflanzenreich – vielleicht hat die Hamamelis deshalb den Namen Zaubernuß oder Zauberstrauch erhalten. Nach der Reife platzt die Kapsel auf, und der dunkle, ölhaltige Samen wird meterweit herausgeschleudert.

Ein Strauch mit zauberhaftem Namen

Für *Hamamelis virginiana* gibt es verschiedene Namen, die zumindest im Deutschen immer etwas mit Zauber zu tun haben: Hexenhasel, Virginischer Zauberstrauch, Zaubernuß oder Zauberhasel.

Im Englischen ist witch hazel (wörtlich übersetzt Hexenhasel) neben der botanischen Bezeichnung *Hamamelis virginiana* der gebräuchlichste Name. Die Bezeichnung »snapping hazel nut« (aufspringende Haselnuß) weist darauf hin, daß die Samen aus der reifen Kapsel geschleudert werden. Auf die außergewöhnliche Blütezeit der Hamamelis bezieht sich der Name winter bloom (Winterblüte).

Die englische Bezeichnung witch hazel läßt sich vermutlich auf die Beobachtung weißer Siedler zurückführen, daß die indianischen »Kräuterhexen« – in Wirklichkeit heilkundige Frauen – die Samen des Hamamelisstrauches für ihre Heilanwendungen

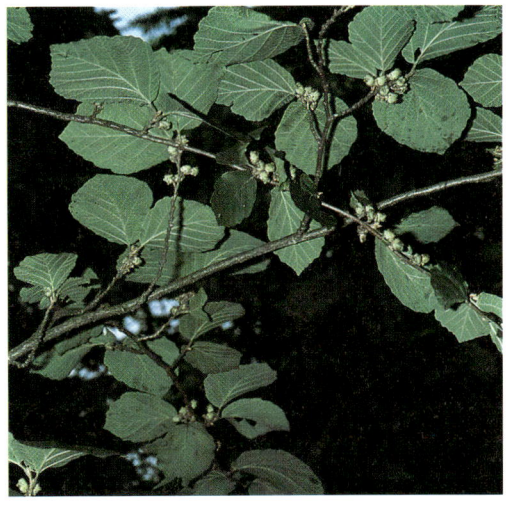

Die grob gekerbten Blätter der Hamamelis erinnern im Aussehen an Erle oder Haselnuß.

einsetzten. Der folgende Bericht über die Arbeit einer indianischen Heilerin vermag dies zu illustrieren: »Stand die Genesung des Patienten ernsthaft in Frage, machte die Heilerin einen Test mit vier oder fünf kleinen schwarzen Samen, die sie zu diesem Zweck bei sich trug. Die getrockneten Samen stammten von Hamamelis virginiana (witch hazel). Manchmal wurde der Test zu Anfang einer Behandlung ausgeführt, zuweilen auch während einer Krise des Patienten. Die Heilerin füllte dazu Wasser in eine Untertasse, wobei Wasser und Gefäß sehr sauber sein mußten. Anschließend legte sie die Samen auf die Oberfläche des Wassers und beobachtete sie. Trieben sie oben, bestand die Chance, daß sich der Kranke wieder erholte. Gingen sie unter, gab es keine Hoffnung mehr.«

Der Gattungsname *Hamamelis* leitet sich von den griechischen Wörtern »hamatos« und »melon« ab und bedeutet »hakiger Apfel«, was sich auf die Form der kleinen holzigen Früchte bezieht. Der Artname *virginiana* nimmt Bezug auf die Heimat dieser Hamamelisart, auf die Wälder des nordamerikanischen Bundesstaates Virginia. Manche Botaniker sind allerdings der Meinung, der Name sei von dem englischen Wort virgin (jungfräulich) abgeleitet, was dem außergewöhnlichen Umstand Rechnung trägt, daß sich die Früchte zur gleichen Zeit mit den Blüten oder sogar schon davor am Strauch befinden.

In ihrer nordamerikanischen Heimat wächst die Zaubernuß in lichten Laubmischwäldern.

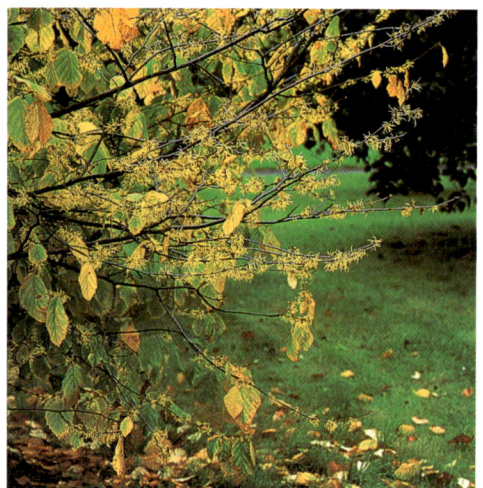

Zur Herkunft der Zaubernuß

Die Hamamelis findet man in den Laubmischwäldern des östlichen Nordamerika (USA und Kanada). 1736 wurde sie auch in Europa eingebürgert und wird seitdem in Gärten und Parkanlagen als winterharter Strauch angepflanzt. In den USA kommt sie vom 30. bis fast zum 50. Breitengrad vor, also etwa von Neu-Schottland bis Florida und westlich bis zum Mississippi. Neben Virginia sind Ontario, Michigan, Nord- und Südkarolina, Tennessee, das östliche Texas und Nordflorida wichtige Verbreitungsgebiete.

Die Zaubernuß ist in ihrer amerikanischen Heimat in Gebüschen und an Waldrändern anzutreffen. Dort wächst sie oft in großen Beständen. Sie tritt aber auch auf Sanddünen auf, so zum Beispiel am Michigan-See. In höheren Lagen Pennsylvanias, Nord- und Südkarolinas, Tennessees und Virginias ist die Hamamelis oft in Laubmischwäldern zu finden.

Die wichtigsten Anbaugebiete sind die tiefbewaldeten Zonen und Hügellandschaften an der Ostküste Nordamerikas. Aber auch von wildwachsenden Sträuchern werden frische Pflanzenteile gesammelt und an Händler weitergegeben. Die Blätter erntet man hauptsächlich im Sommer und frühen Herbst, die Rinde nach dem Schneiden der dünnen Äste. Die Virginische Zaubernuß dient dabei einerseits als Rohstofflieferant für pharmazeutische und kosmetische Produkte, andererseits nutzt man Stamm und Wurzel für botanische Zwecke als Veredelungsgrundlage.

Glücklicherweise werden Strauch oder Baum für die Gewinnung heilkräftiger Pflanzenteile oft nicht mehr gefällt. Nach einer Wachstumsphase von etwa 5 Jahren stehen die Hamamelispflanzen dann für eine neue Ernte bereit. Eine Ausnahme von diesem schonenden Umgang mit der Natur bildet die Herstellung von Extrakten der Wurzelrinde. Dazu ist allerdings kritisch anzumerken, daß diese nach heutigem wissenschaftlichem Kenntnisstand zu keinerlei Wirkungssteigerung führen dürften.

Zur Arzneimittelherstellung in Europa wird Hamamelis generell aus nordamerikanischen und kanadischen Wildbeständen importiert. Für arzneiliche Zwecke werden die Laubblätter (Hamamelidis Folium) und die Rinde (Hamamelidis Cortex) der Zweige und Wurzeln verwendet. Die Blätter sammelt man im Herbst, die Rinde im Frühjahr. Sie werden entweder frisch verarbeitet oder zuvor rasch und schonend getrocknet. Zur äußerlichen und innerlichen Anwendung kommen Destillate, Extrakte und Tinkturen aus frischen Blättern, Zweigen oder Rinde, wäßrige Auszüge der getrockneten Pflanzenteile sowie die frischen Blätter und Zweige. Aus den frischen Pflanzenteilen stellt man durch Wasserdampfdestillation das Hamameliswasser (Aqua Hamamelidis) her.

Nach der Ernte wird die Rinde möglichst schnell im Schatten getrocknet.

Die indianische Naturmedizin

■ Seit Tausenden von Jahren existieren traditionelle Heilsysteme wie das der nordamerikanischen Indianer, die bisher nur wenig wissenschaftliches Interesse weckten oder weitgehend unbekannt blieben. Viele rein naturwissenschaftlich orientierte Ärzte verhielten sich der indianischen Medizin gegenüber distanziert und bezeichneten das Heilwesen der nordamerikanischen Indianer als »bizarren Aberglauben«. Auch wenn gelegentliche Auswüchse von Scharlatanerie dem Recht zu geben scheinen, steht diesem einseitigen Urteil doch ein komplexes medizinisches System von außergewöhnlich heilpflanzenkundigen Ureinwohnern gegenüber, für die Heilung eine ganzheitliche Angelegenheit war und ist. Die von Heilerinnen und Heilern mündlich überlieferte Naturmedizin ist geprägt von spirituellen Heilritualen, physischen und psychischen Reinigungsprozessen, Gesängen und Meditationen. Das Streben nach Harmonie – des Menschen mit sich, seiner Umwelt und dem Kosmos – und nach Versöhnung der Gegensätze bildete das Fundament der sowohl symptom- als auch ursachenbezogenen Heilmethode.

Die indianischen Heiler Nordamerikas verwendeten knapp 300 Pflanzenarten zu Heilzwecken.

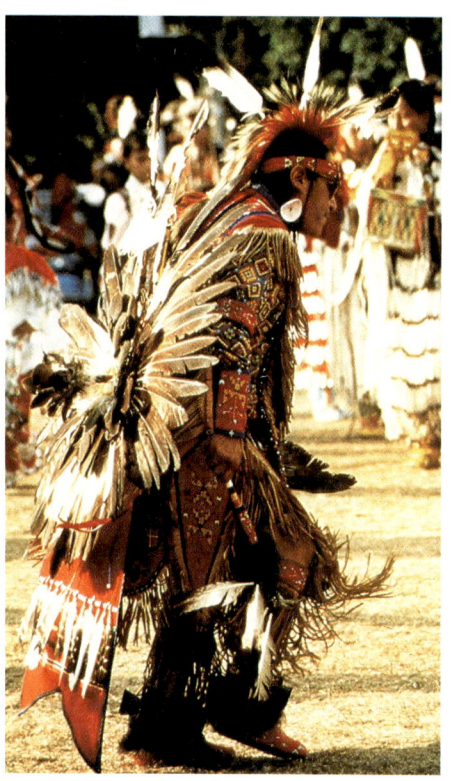

Ganzheitliche Kräutermedizin

Die Indianer wußten sehr viel über die Heilpflanzen ihrer Umgebung. Da sie eng mit der Natur zusammenlebten, waren sie Experten im Sammeln und Nutzbarmachen von Pflanzen. Sie kannten den Zeitpunkt, wann die Pflanzen ihre höchste Wirksamkeit erreichten und wann man sie sammeln sollte, um daraus Medizin zu machen. Die Indianer betrachteten die Pflanzen als Lebewesen, die wie die Menschen wachsen, sich verändern, fortpflanzen, leben und sterben und deshalb Einfluß auf den Menschen ausüben können. Ausschlaggebend beim Sammeln und Heilen ist für die indianische Medizin der »Geist der Pflanze«. Bevor ein heilkräftiges Kraut geerntet wird, bekundet der Heiler daher in einem Ritual der Pflanze seinen Respekt und ruft ihr geistiges Prinzip an, um Segen und Hilfe gegen eine Krankheit zu bekommen. Auch wird nie die ganze Pflanze gesammelt, sondern nur Teile davon, daß sie weiterwachsen kann.

Wissen und Erfahrung der indianischen Kultur und Medizin wurden in Briefen und Erzählungen festgehalten und sind heute noch in den indianischen Gruppierungen lebendig, die versuchen, die Tradition ihrer Vorfahren zu bewahren.

Die traditionelle Medizin wird vorwiegend von älteren Frauen und Männern praktiziert. Sie pflegen bewußt die überlieferten Heilbräuche, um auch der jüngeren Generation einen Halt in ihrer entwurzelten Lebenssituation zu geben. Damit leisten sie einen wertvollen Beitrag auf dem Weg zu einem neuen Selbstverständnis der indianischen Bevölkerung.

In jüngster Zeit wird die indianische Kultur in der inner- und außeramerikanischen Presse und Literatur neu gewürdigt, so daß die in ihr enthaltenen wertvollen Elemente unsere westliche, einseitig wissenschaftlich-analytisch orientierte Kultur ergänzen und bereichern können.

Die Ureinwohner Nord- und Südamerikas kannten über 2000 Pflanzen mit medizinischer Wirkung.

Vielfältiger Heilpflanzenschatz

Die Naturvölker dieser Erde heilten jahrtausendelang Krankheiten, ohne die pharmakologischen Inhaltsstoffe eines bestimmten Krautes und damit die Gründe für seine Heilwirkung zu kennen. Man weiß heute, daß die Ureinwohner Amerikas (Nord- und Südamerika zusammen) über 2000 Pflanzen zu Heilzwecken verwendeten. Die Indianer besaßen außergewöhnliche Kenntnisse ihrer Flora. Als die Weißen ihnen zum ersten Mal begegneten, verwendeten die Stämme im Nordosten Amerikas beispielsweise etwa 275 Pflanzenarten zu medizinischen Zwecken, 130 dienten ihnen als Nahrung, insbesondere die uns inzwischen gut bekannte Kartoffel, und 30 Arten fanden in kultischen Zeremonien Verwendung. Zahlreiche andere Pflanzen wurden als Färbemittel, Parfüm oder Rauchware gebraucht. Die meisten dieser Pflanzen waren Bäume und Sträu cher, wobei *Hamamelis virginiana* zu den wichtigsten indianischen Heilpflanzen zählte.

»Alles, was einer Person zustößt, kann geheilt werden. Wir kommen aus der Erde, und die Erde hält Heilmittel für alle bereit.« (Vernin Cooper, Lumbee-Indianer)

Von den Heilkräutern wurden und werden hauptsächlich frische Pflanzenteile zu Heilzwecken verwendet, weniger getrocknete. Für die äußerliche Anwendung dienen vor allem Breiumschläge und Abkochungen, für die innerliche Abkochungen, seltener Aufgüsse. Oftmals werden Abkochung oder Aufguß nur ein einziges Mal eingenommen. Ebenso aber werden Hautritzungen, die stark an Akupunktur erinnern, rituelle Saugbehandlungen, Einläufe, Aderlaß und Schröpfen angewendet.

Die Indianer achten auch sehr auf Gesundheitsvorsorge. Neben häufigem Trinken von Kräutertees, dem wichtigsten Getränk, und gelegentlichem (auch unfreiwilligem) Fasten gehört dazu vor allem das weitverbreitete Schwitzbad, das unserer Sauna ähnelt. Bei einem Schwitzbad werden die Dämpfe bestimmter Pflanzen und Kräuter eingeatmet.

Die Wahl geeigneter Heilpflanzen

Die bemerkenswert umfangreiche Palette an wirksamen Heilpflanzen widerlegt zweifellos die abwertenden Behauptungen, wonach die Indianer ihre Heilmittel willkürlich aussuchten, indem sie einfach alles ausprobierten und dabei hin und wieder zufällig auf Nützliches stießen. Sicher ist, daß alle heute wissenschaftlich erforschten und medizinisch verwendeten Heilpflanzen amerikanischen Ursprungs schon von der einen oder anderen Gruppe indianischer Ureinwohner genutzt wurden.

Indianische Heilkundige können Schwingungen von Menschen, Tieren, Pflanzen und Mineralien spüren.

Woher die Indianer ihr zum Teil außerordentlich großes Wissen bezogen, ist bis heute nicht ganz klar. Mit Sicherheit hatten Heilkundige ein ausgeprägtes intuitives Wissen um die medizinische Wirksamkeit von Heilpflanzen. Nach vielen Mitteilungen alten wie auch neuen Datums sind sie wahrscheinlich in der Lage, durch eine besondere Empfänglichkeit »Schwingungen« von Menschen, Tieren, Pflanzen und Mineralien zu erspüren. »Ich kann zum Beispiel eine bestimmte Pflanze in die Hand nehmen, auch eine, die ich noch nie zuvor gesehen habe, und ihr Wesen, ihre äußere und innere Zusammensetzung verstehen.« (Rolling Thunder, Cherokee-Medizinmann)

Beispiele indianischer Heilkräuter

Der Amerikanische Faulbaum, heute eines der wichtigsten milden pflanzlichen Abführmittel, wurde von den Indianern schon lange vor der ersten Kolonialisierung genutzt.

Gegen die Vitamin-C-Mangelkrankheit Skorbut wurde ein Tee aus den hellgrünen Nadeln der Schwarzfichte getrunken. Fichtennadeln sind reich an Vitamin C.

Die Frauen der Painte-Indianer verwendeten den Steinsamen *(Lithospermum ruderale)* als Verhütungsmittel. Heute weiß man, daß die Pflanze ein Hormon enthält, das die Bildung von Gonadotropinen verhindert.

Interessanterweise wurden manche Heilpflanzen in verschiedenen Kontinenten für den gleichen Zweck genutzt, wie die Schafgarbe. Die in den USA und Europa gleichermaßen heimische Pflanze diente den Ute und Shoshonen als Wundmedizin. Sie gebrauchten das pulverisierte Kraut für Quetschungen, Schnittverletzungen und andere oberflächliche Wunden.

Die Fähigkeit der Indianer, selbst schlimme Wunden zu heilen, wurde sogar von den größten Indianerhassern in der U.S.-Kavallerie bewundert.

Die Indianer übernahmen aber auch in Europa heimische Pflanzen, wie die Königskerze, die von europäischen Einwanderern mitgebracht und in der Neuen Welt angebaut wurden.

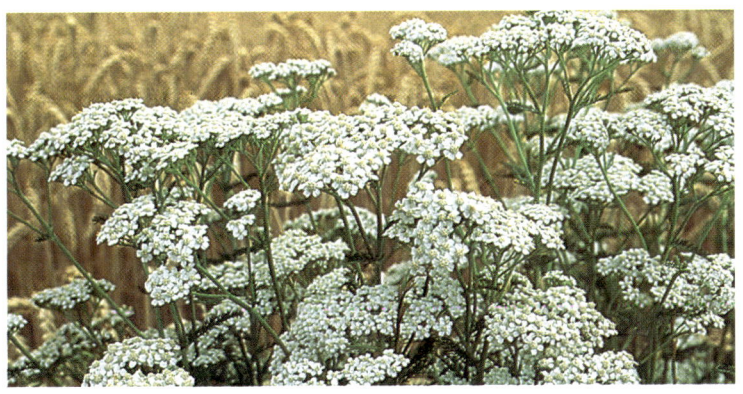

Die Schafgarbe wird sowohl in Europa als auch in Amerika zur Heilung von Wunden eingesetzt.

Bei der Auswahl der geeigneten Pflanzen war auch wichtig, wo und in welchen klimatischen Verhältnissen sie wuchsen. Man nahm an, daß je nach den äußeren Bedingungen eine Pflanze bestimmte Teile besonders stark entwickelt, um den Überlebenskampf zu bestehen. Gelang es nun, die spezifischen Lebensbedingungen einer Pflanze zu erfassen, konnte man ihre Kraft »sehen«. Auf diese Weise konnte man einem Menschen, den man ebenfalls »sah«, eine Heilpflanze verschreiben, die in ihrer Überlebenssituation gerade jene Kräfte entwickeln mußte, die dem Patienten fehlten.

Die Indianer berochen und beknabberten beim Sammeln die Pflanzen, bevor sie diese als Heilpflanze akzeptierten oder ablehnten.

Indianische Sammler nutzten auch ihren Geruchs- und Geschmackssinn: Nach gründlichem Beriechen oder Beknabbern wurde eine Pflanze als Heilmittel entweder abgelehnt oder akzeptiert.

Ein anderes Auswahlkriterium waren Aussehen und Beschaffenheit einer Pflanze. Sie wurde für Krankheiten mit »ähnlichen« Beschwerden eingesetzt. Danach verwendeten zum Beispiel die Hopi-Indianer Pflanzen, die einen milchigen Saft ausscheiden, zur Förderung des Milchflusses bei stillenden Müttern.

Wahrscheinlich schlossen indianische Heiler auch aus dem Verhalten der Tiere auf die Wirkung von Pflanzen. Sie beobachteten nämlich sorgfältig kranke Tiere, die bei bestimmten Krankheiten in den Wäldern und auf den Wiesen nach ihrer Kräutermedizin suchten. Diese Pflanzen wendeten sie für die gleichen Beschwerden beim Menschen an. Sie glaubten, die Tiere hätten einen feineren Kontakt zur Schöpfungskraft (Tunkashila) und würden deshalb die richtige Medizin finden. Außerdem glaubten sie, daß die Tiere der Schöpfungskraft für die Heilgaben dankten.

Welche Krankheiten behandelt wurden

Für die Ureinwohner Amerikas war eine gute Gesundheit selbstverständlich. Der Grund lag in ihrem ursprünglichen Leben mit viel Bewegung und einer fettarmen, kohlenhydratreichen und ballaststoffreichen Nahrung, wie wir es heute definieren. Abnutzungskrankheiten, etwa von Herz und Kreislauf, und andere »Zivilisationskrankheiten« waren so gut wie unbekannt. Die Infektionskrankheiten Cholera, Typhus, Pest und Pocken, die Europa in den letzten 2000 Jahren so häufig heimsuchten, gab es nicht.

Die in Europa so häufig wütenden Infektionskrankheiten Cholera, Typhus, Pest und Pocken waren den Indianern unbekannt.

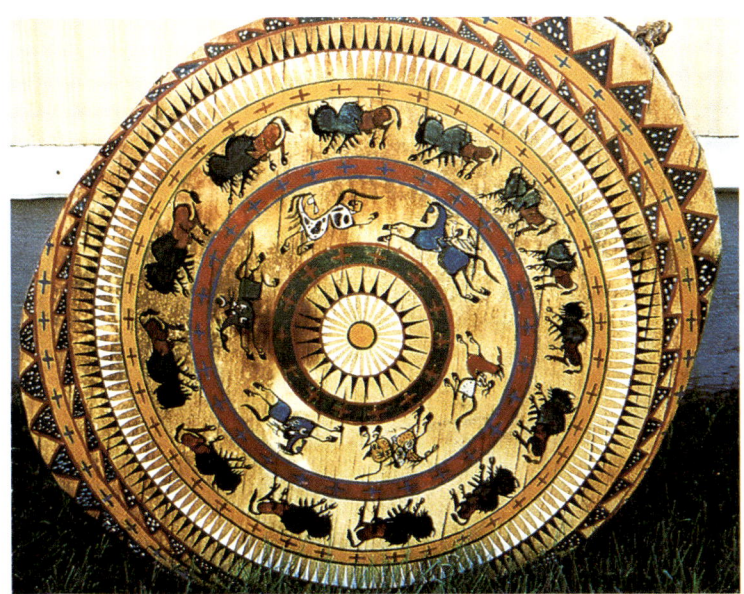

Indianische Trommel, die auch zu Heilzwecken verwendet wird.

Bedingt durch ihre Art zu leben, setzten die Indianer Heilpflanzen bei Unfällen, Verletzungen und Wunden aller Art, verschiedenen chronischen Beschwerden, beispielsweise Arthrosen, zahlreichen Beschwerden des täglichen Lebens, die überall auf der Welt vorkommen, Augen- und Hautleiden, Kopfschmerzen, Viruserkrankungen, wie Erkältungen, und Problemen im Zusammenhang mit dem Zyklus der Frau und der Schwangerschaft ein.

Die indianische Heilkunst

Die indianische Medizin ist weit mehr als ein auf die symptomatische Behandlung von Krankheiten bezogenes, naturheilkundlich ausgerichtetes System. Es handelt sich vielmehr um eine ganzheitlich orientierte Heilkunst, die den Menschen im Zusammenspiel mit der Natur und dem Kosmos zu erfassen versucht. Die Indianer betrachten die Erde, das Leben auf ihr und den Kosmos als einen einzigen Organismus. Alles Seiende ist miteinander vernetzt, alles steht mit allem in Beziehung. Dabei besteht das ganze Leben aus Übergängen von einer Existenzform in eine andere, aus Ende und

19

Anfang, Tod und Wiedergeburt. Krankheit drückt aus, daß sich ein Mensch nicht im Einklang mit der kosmischen Ordnung befindet, unabhängig davon, ob sich dies körperlich, psychisch, sozial oder spirituell äußert. Die Welt ist nach indianischer Auffassung dann im Gleichgewicht, wenn sich das Wissen aller Völker und Kulturen begegnet und miteinander im Austausch steht.

Rolling Thunder, Medizinmann der Cherokee-Indianer, sagte einmal, während er unter starken Zahnschmerzen litt: »Nichts ist umsonst, alles hat seinen Preis. Jede Krankheit, jeder Schmerz hat seinen Ursprung, und das ist meistens der Preis, den man entweder für etwas in der Vergangenheit oder aber in der Zukunft bezahlen muß. Es ist die Aufgabe des Medizinmannes, sich in diese Zusammenhänge Einblick zu verschaffen. Wir wissen, daß alles eine Folge des einen und Ursache von etwas Neuem ist, also eine sich fortsetzende Kette von Ereignissen. Man kann sich nicht einfach dieser ganzen Kette entziehen ... Physische Beschwerden können alle möglichen Ursachen haben, gute und schlechte, aber sie setzen alle auf der spirituellen Ebene an. Deshalb verlangt die Fähigkeit zu heilen mehr als nur das bloße Wissen um den Körper.«

Von den Heilpflanzen kommen frisch oder getrocknet sowohl ober- als auch unterirdische Teile zur Anwendung.

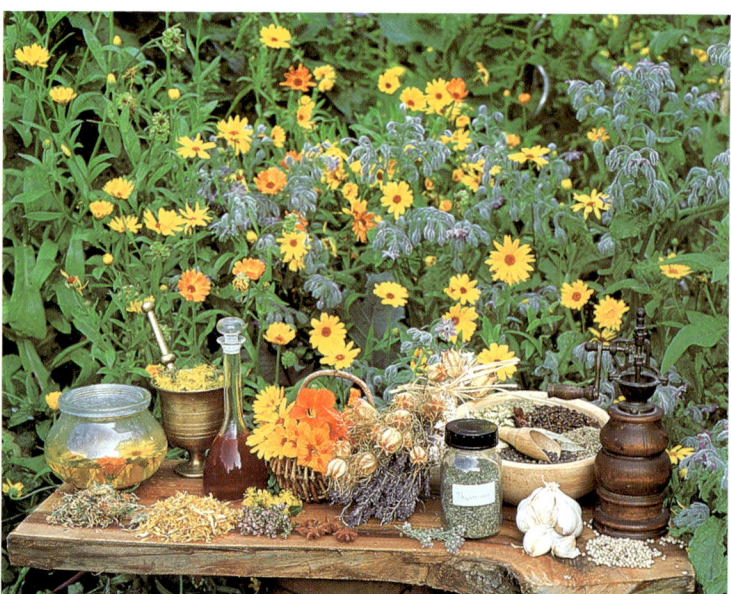

Heilkundige und ihre Arbeitsweise

Das Wort Medizinmann gibt es bei den Indianern nicht. Es wurde von den weißen Einwanderern geprägt. Die Indianer unterscheiden viel differenzierter, beispielsweise unter Kräuterheilern, Geistheilern, Sehern und »heiligen Männern und Frauen«. Sie gelten bei den Indianern als Menschen mit »geheimer Kraft« oder als Menschen, die »Geheimnisse kennen«.

Die Fähigkeit und Kraft, anderen Menschen zu helfen, erlangt ein indianischer Heiler neben einer langjährigen Ausbildung erst durch existentielle Erfahrungen und Krisen. Das kann die Überwindung großen Leids oder einer Krankheit sein oder auch eine visionäre Erfahrung übersinnlicher Natur.

Indianische Kräuterheiler benötigen zum Heilen mit Kräutern keine magischen Beschwörungsrituale. Sie müssen allerdings selbst die Kraft zum Heilen besitzen. Auch zur Heilkraft einer Pflanze gehört nach Meinung der Indianer weit mehr als nur die chemisch-pharmakologische Wirkung. Nach ihrer Vorstellung sind Pflanzen beseelte Geschöpfe, in denen Pflanzengeister wohnen, die den Menschen helfen können. Bereits der respektvolle Umgang mit einer Pflanze hat daher heilende Wirkung. Oft werden Pflanzen von den Kranken vor ihrer Anwendung gefragt, ob sie überhaupt bereit seien, zu helfen. Dabei werden ihnen von den Heilkundigen oftmals Opfergaben dargeboten.

Die Indianer glauben, daß die in den Pflanzen wohnenden Geister den Menschen helfen können.

Andere Heiler verwenden zwar die Kraft von Heilpflanzen, nutzen aber gleichzeitig ihren Kontakt zur geistigen Welt, indem sie Geistwesen bei Diagnose und Therapie um Unterstützung bitten. Mit Kräutern stärken solche Heiler zuweilen nur ihre eigene heilende Kraft, sie werden gar nicht direkt beim Patienten angewendet.

Der indianische Ausdruck für die »heiligen Männer oder Frauen« ist »Wicasa Wakan«, wobei Wicasa Mann bedeutet und Wakan soviel wie Weisheit, Führerschaft und Spiritualität. Diesen Menschen wird große visionäre Einsichtskraft zugeschrieben, so daß sie bei den Ureinwohnern Amerikas in sehr hohem Ansehen stehen. Sie waren und sind für medizinische wie spirituelle Belange zuständig.

Die heiligen Männer und Frauen der Indianer werden Wicasa Wakan genannt.

Eine wichtige Rolle in der Arbeit eines indianischen Heilers spielen der Glaube, das Vertrauen und die Erwartung eines Patienten an seine heilenden Fähigkeiten. Vertraut ein Patient dem Heiler, werden seine Selbstheilungskräfte angeregt und verstärkt. Dieser bei uns ein wenig abwertend als »Placebo-Effekt« bekannte Mechanismus ist eine wichtige Voraussetzung bei indianischen Heilungszeremonien. Wer an seine Genesung glaubt und eine zuversichtliche, vertrauensvolle Einstellung zum Leben besitzt, mobilisiert leichter die Selbstheilungskräfte seines Immun- und Hormonsystems, seinen »inneren Arzt«. Rituale, Gesänge und Gebete helfen dabei, diese Kraft zu wecken und zu stärken.

Rituale, Gesänge und Gebete helfen, die Selbstheilungskräfte zu wecken und zu stärken.

Auch der Zusammenhang von negativen Gefühlen und Krankheit war den Indianern Nordamerikas schon immer bekannt. Der Medizinmann Mad Bear sagt dazu: »Wenn du in dir ein Gefühl von Gegnerschaft entdeckst, das heißt, wenn du anderen gegenüber negative Gefühle hast, bist du genau in der Situation, wo du empfänglich wirst für deren negative Gefühle.«

Hamamelis in der Indianermedizin

Den Stellenwert der Virginischen Zaubernuß als Heilpflanze bei vielen Stämmen Nordamerikas unterstreicht die folgende Aussage der Irokesen: »Wenn sich jemand schlecht fühlt und die Ursache nicht kennt, nimm diese Medizin«. Für sie war Hamamelis ein nützlicher Strauch bei »allem Schlimmen«.

Wirksame Hilfe – sowohl äußerlich als auch innerlich

Mit einer Abkochung von Rinde und Blättern behandelten die nordamerikanischen Indianer äußerlich Hautentzündungen aller Art, Blutungen, Quetschungen, Schnittwunden, Kratzer, Insektenstiche, Brandwunden und andere Hautverletzungen, Hämorrhoiden, schmerzhafte Schwellungen, Furunkel und Tumore. In Form von Dämpfen wurde Hamamelissud bei Augenleiden verwendet. Ein Breiumschlag aus der inneren Rindenschicht linderte wirksam schmerzhafte Augenentzündungen.

Augenzeugenberichten zufolge heilten die Mohawk-Indianer eine durch einen Schlag ausgelöste Erblindung, indem sie eine warme Hamamelisrindenabkochung durch einen Trichter über das

Auge fließen ließen. Die Mohawks kurierten auch Blutergüsse mit einer Waschung aus der aufgebrühten Rinde. Die Osage-Indianer linderten mit Breiumschlägen Geschwüre, Geschwülste und Entzündungen. Die Irokesen nutzten Hamamelis unter anderem bei Arthritis, Verstauchungen und Zahnschmerzen.

Für Umschläge bei schmerzenden Beinen oder einem steifen Rücken wurden Zweige des Hamamelisstrauchs in Wasser eingeweicht. Dies diente beispielsweise den Menomini-Indianern zur Linderung der Beschwerden nach athletischen Spielen, damit die Beine locker blieben. Schmerzende Muskeln wurden auch von den Potawatomi-Indianern im Schwitzbad gelindert: Sie legten Hamameliszweige in Wasser und produzierten mit heißen Steinen Dampf, in dem sie schmerzende Muskeln badeten.

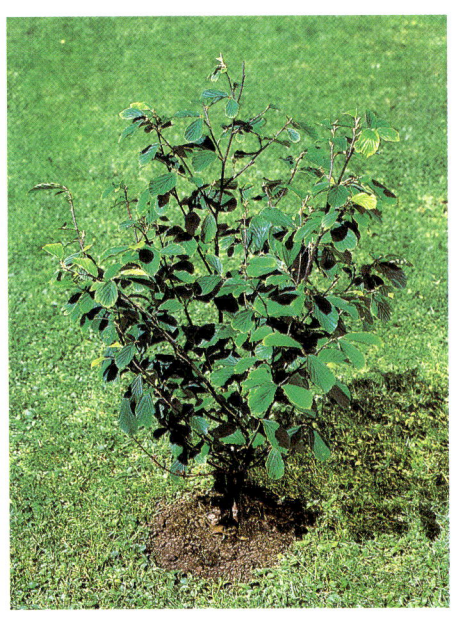

Seit 1736 wird die Virginische Zaubernuß in Europa als winterharter Zierstrauch in Gärten und Parks angepflanzt.

Aber auch innerlich fand Hamamelis vielfältige Verwendung: Bei Magenblutungen und zu starken Menstruationsblutungen wurden Hamamelisblätter gekaut, ebenfalls bei Seitenstechen und Darmbeschwerden. Zur Linderung von Magenblutungen und Darminfekten wurde auch ein Tee aus Rinde und Blättern wegen der zusammenziehenden Wirkung eingesetzt oder als bitteres Tonikum zur Anregung von Stoffwechsel und Verdauung genutzt. Mit einer starken Rindenabkochung wurde bei Vergiftungen Erbrechen ausgelöst. Bei den Irokesen war ein mit Ahornsirup gesüßter Tee aus den gekochten Blättern auch als Getränk sehr beliebt. Mit einer Abkochung der Rinde stillten sie Blutungen nach der Geburt sowie blutigen Durchfall und Blutungen bei Cholera, Fieber und Erkältungen. Hamamelis ist bei den Irokesen eine »Zuversichtsmedizin«: »Wenn eine schwangere Frau irgendwie Schaden genommen hat und eine Frühgeburt fürchtet, wird sie das Kind nicht verlieren, wenn sie diese Medizin nimmt.« Gerade von den Irokesen sind zahlreiche spezielle Anwendungen bekannt: die Rindenabkochung zur Appetitanregung, eine Abkochung aus Spitzen und Zweigen zur

Die Abkochung wird aus Blättern, Rinde oder Triebspitzen der Hamamelis bereitet.

»Blutreinigung«, Zweigabkochungen und Rindenumschläge zur Nierenanregung, eine Blätterabkochung bei Asthma.

Hamamelis in der westlichen Medizin

Ein Teil der genannten Anwendungen wurde in die europäische Medizin übernommen, vor allem die gegen Entzündungen und Blutungen, Durchfall und Hämorrhoiden. Anfangs wurde Hamamelis auch als Tonikum und Bittermittel verwendet. Für diesen Zweck haben wir allerdings bessere einheimische Pflanzen.

Das Beispiel Hamamelis zeigt, wie indianische Heilmittel die westliche Medizin erfolgreich ergänzen können. Die ursprünglich ausschließlich in der indianischen Naturmedizin verwendete Heilpflanze sichert sich zunehmend ihren Platz in der naturwissenschaftlichen und naturheilkundlichen Medizin der westlichen Kultur. Ein wichtiger Schritt in diese Richtung ist die kürzlich erfolgte Aufnahme der indianischen Hamamelisrezeptur Aqua Hamamelidis in das amerikanische Arzneimittelbuch USP 23.

Die Stiftung »Wanblee wakan«

Beim Wort »Indianer« denken die meisten Menschen an Karl-May-Bücher oder Wild-West-Filme. Dabei wird vielfach vergessen, daß die Indianer Nordamerikas in den vergangenen Jahrhunderten unterdrückt, ihrer Heimat und Lebensgrundlagen beraubt und in Reservate abgedrängt wurden. Noch bis vor wenigen Jahren litt die Urbevölkerung Nordamerikas unter Repressionen.

Das Pine-Ridge-Reservat in South Dakota beispielsweise gehört zu den ärmsten Gegenden Nordamerikas; die Alkoholiker- und Arbeitslosenrate beträgt etwa 80 Prozent.

Diese Situation hat sich jedoch in den letzten Jahren verbessert. Vor allem positive politische Bemühungen, das wachsende Interesse der westlichen Gesellschaft und der steigende Respekt der Amerikaner gegenüber den Ureinwohnern schaffen immer bessere Grundlagen für das Wiederaufblühen der indianischen Kultur.

Immer mehr Stämme besinnen sich auf ihre Stärken und Wurzeln und beginnen, die fast verlorenen Werte ihrer Kultur wiederzuentdecken. Exakt hier will die in der Schweiz beheimatete Stiftung Wanblee wakan (Heiliger Adler) ansetzen.

Sie unterstützt Projekte im:

- Wirtschaftsbereich, wie sanften Tourismus, Förderung unternehmerischen Denkens
- Kulturbereich, wie Kunsthandwerk – Ausbildung und Vermarktung, traditionelle Feste und Treffen
- Medizinalbereich, wie Referate indianischer Heiler, Reservatskrankenstationen, in denen auch traditionelle Heilmethoden Platz haben.

Die Projekte werden weitgehend von Indianern initiiert, geleitet und durchgeführt. Ein über Jahre hinweg aufgebautes Kontaktnetz und regelmäßige Aufenthalte von Stiftungsrat-Mitgliedern in den Reservaten sichern den sinnvollen Einsatz der Mittel.

Informationen zu Projekten und Bestellung von Broschüren und Detailinformationen erhalten Sie bei der Stiftung.

Stiftung Wanblee wakan
Steig 4,
CH-8535 Herdern
Tel.: Ländervorwahl Schweiz/52 747 2701
Fax: Ländervorwahl Schweiz/52 747 1006

Hamamelis in Forschung und Wissenschaft

■ Die Forschung beschäftigt sich heute stark mit den medizinischen Eigenschaften von Heilpflanzen, wobei sie versucht, die wirksamen Bestandteile zu isolieren und die Wirkweise zu entschlüsseln. Allerdings sollte man bei der wissenschaftlich notwendigen Erforschung der Inhaltsstoffe und ihrer Wirkungen nicht vergessen, daß bei jeder Pflanze nur das gesamte Spektrum der Inhaltsstoffe die eigentliche Wirkung ausmacht. Bereits 1936 wurden Versuche an Hunden durchgeführt, denen sowohl der Gesamtextrakt als auch die einzelnen Bestandteile von Hamamelis injiziert wurden. Damit konnte nachgewiesen werden, daß der Gesamtextrakt stärker wirkte als die isolierten Inhaltsstoffe. Dies bestätigt die Erfahrung der Naturheilkundigen aller Kulturen: Auch wenn ein einzelner, neu erforschter Wirkstoff einer Heilpflanze eine spezifische Wirkung entfaltet, hat das Ganze einen anderen, oft harmonischeren und nebenwirkungsärmeren Effekt als die Einzelbestandteile. Forschung und Erfahrung sind die Grundlage der Pflanzenheilkunde (Phytotherapie), der Lehre von der Vorbeugung und Behandlung von Krankheiten durch Heilpflanzen und deren Zubereitungen.

Isolierte Inhaltsstoffe haben nicht die gleiche Wirksamkeit wie die gesamte Pflanze.

Wirksame Hilfe für die Haut

Die Inhaltsstoffe von *Hamamelis virginiana* zählen zu den wichtigsten medizinisch genutzten Substanzen. Ihre therapeutische Anwendung umfaßt daher die Behandlung akuter und chronischer Krankheiten, speziell im Bereich von Haut und Schleimhäuten, die Stimulierung der Selbstheilung und die Normalisierung der Vorgänge in den Zellen.

Die heutige Verwendung von Hamamelis entspricht in den meisten Punkten denen der traditionellen indianischen Naturmedizin. Dieses naturheilkundliche Wissen wurde inzwischen durch wissenschaftliche Forschungsergebnisse untermauert und präzisiert.

Erst in den letzten Jahren sind mehrere Forschungsarbeiten veröffentlicht worden, in denen die Zaubernuß mit verschiedenen anderen pflanzlichen und chemischen Substanzen verglichen wurde, die über deren therapeutische Effizienz Aufschluß geben. Dabei zeigte sich, daß Hamamelis ausgezeichnet verträglich ist und in vielen Fällen eine wirksame Alternative zu leichteren kortisonhaltigen Präparaten und anderen mit Nebenwirkungen behafteten Medikamenten darstellt, speziell in der äußerlichen Behandlung verschiedener Haut- und Schleimhauterkrankungen.

Hamamelis kann in leichteren Fällen kortisonhaltige Hautpräparate ersetzen.

Festhalten kann man, daß mit Hamamelis ein in vielen Fällen wirksames, ausgesprochen gut verträgliches Phythotherapeutikum zur Verfügung steht, wodurch es speziell auch in der Dermatologie zu einem Hoffnungsträger wird. Selbstverständlich wird ein erfahrener Therapeut erst nach sorgfältiger Nutzen-Risiko-Abwägung im Einzelfall entscheiden, welchem Präparat er den Vorzug gibt.

Die Inhaltsstoffe von Hamamelis

Um einen Eindruck von der Komplexizität der Pflanze zu gewinnen, hier ein Überblick über die einzelnen Wirkstoffe.

Wie bei vielen anderen Heilpflanzen sind auch die Inhaltsstoffe der Virginischen Zaubernuß in Blättern und Rinde mengenmäßig unterschiedlich verteilt.

Die getrockneten Hamamelisblätter (Hamamelidis Folium) enthalten:

- bis über 10 Prozent Gerbstoffe und Gerbstoffbausteine, vor allem Catechingerbstoffe, wenig Gallotannine, wie Hamamelistannin (2,5-Di-O-gallolyl-D-hamamelose), außerdem die Proanthocyanidine des Cyanidins und Delphinidins
- Verschiedene Flavonoide, vor allem Quercetin, Kämpferol, Myricetin, Astragalin, Isoquercitin
- Organische Säuren, wie Chinasäure (besonders angereichert in jungen Blättern – über 1 Prozent), Kaffeesäure, freie Gallussäure, Ellagsäure sowie Fettsäuren
- Geringe Mengen (0,01 – 0,5 Prozent) ätherisches Öl aus 40 Prozent aliphatischen Alkoholen, 15 Prozent aliphatischen Estern, 25 Prozent Carbonylverbindungen, etwas Safrol
- Daneben ein Gemisch fester Paraffine.

Die getrocknete Rinde (Hamamelidis Cortex) ist besonders gerbstoffreich. Man findet:

- 9–12 Prozent Gerbstoffe, vor allem Hamamelistannine (2,5-Di-O-gallolyl-D-hamamelose). Unter Hamamelistanninen versteht man heute alle Ester aus Gallussäure und Hamamelose; die Unterscheidung zwischen Alpha-, Beta- und Gamma-Hamamelistannin bezieht sich dabei auf das Verhältnis Gallussäure zu Hamamelose. Desweiteren Ellagitannine, Catechine und wenig Proanthocyanidine.
- Die gleichen Flavonoide wie in den Blättern, wenn auch in geringerer Menge
- 0,1 Prozent ätherisches Öl noch weitgehend unbekannter Zusammensetzung sowie andere wasserdampfflüchtige Substanzen, Gallussäure, salbenartige Fette und Wachse, fettes Öl und harzartige Bestandteile.

Die heilsamen Kräfte des Virginischen Zauberstrauchs können drei wesentlichen Wirkstoffgruppen zugeordnet werden, den Polyphenolen, organischen Säuren und ätherischen Ölen.

Polyphenole

Vor allem die Gerbstoffe und Flavonoide sorgen für die wundheilenden und keimhemmenden Eigenschaften von Hamamelis.

Die hauptsächlich für die Wirkung von Hamamelis verantwortlichen Stoffe sind Gerbstoffe und Flavonoide, die zu den Polyphenolen gehören. Diese antibakteriell wirkenden und entzündungshemmenden, teils bitter schmeckenden Substanzen können Wunden abdichten und die Haut vor dem Eindringen schädlicher Stoffe schützen. Aufgrund ihrer antioxidativen Eigenschaft (siehe Seite 31) hemmen sie oxidative Prozesse und schützen vor zellschädigenden freien Sauerstoffradikalen.

Der Pflanze dienen die Polyphenole als Abwehrschild gegen Pilze, Bakterien und Viren sowie als Schutz vor UV-Strahlung.

DER GERBSTOFFGEHALT von Hamamelis ist relativ hoch, besonders in Rinde und Zweigen, weshalb man sie auch zu den Gerbstoffdrogen oder Adstringentien zählt. Gerbstoffe, wie Tannine und Catechine, findet man in vielen Pflanzen. Sie dienen ihnen als Schutz vor Verletzungen. Aufgrund ihrer zusammenziehenden Wirkung dichten

sie die Zellmembranen der Haut- und Schleimhautzellen ab und setzen die Durchlässigkeit ihrer feinen Kapillargefäße herab. Dadurch
wird die Widerstandsfähigkeit von Haut und Schleimhaut gesteigert und die Sekretion vermindert.

In höheren Konzentrationen verbinden sich Gerbstoffe mit
Eiweißen des Gewebes, im Wundbereich entsteht eine dünne Mem-
bran, die das Eindringen von Krankheitserregern und die Aufnahme von Giftstoffen erschwert. Auf dieser Wirkweise beruht auch die
virustatische Eigenschaft von Hamamelis: Indem die Gerbstoffe
sowohl mit den Eiweißen der Zellmembran als auch mit den Virus-
eiweißen eine Bindung eingehen, verhindern sie das Anheften der
Viren an die Zellmembran.

Die adstringierenden und antiseptischen Eigenschaften zusammen mit der geringen Reizwirkung der Substanzen von Hamamelis
erklären auch ihre gute Wundheilungskraft. Hamamelis ist besonders für die Behandlung älterer Wunden und bei Rissen hilfreich.

Insgesamt führen Gerbstoffe zur oberflächlichen Linderung von
Entzündung, Juckreiz und Schmerz und zu einer lokalen Blutstillung. Da sie die Durchblutung mindern, för-
dern Gerbstoffe auch das Abschwellen nach
Verletzungen und Verstauchungen.

Die Rinde und Zweige der Zaubernuß enthalten mehr Gerbstoffe als die Blätter.

FLAVONOIDE sind ebenfalls phenolische Pflanzenstoffe. Namengebend ist die gelbe Farbe
vieler flavonoidhaltiger Pflanzen (flavus =
gelb). Man findet sie in allen höheren Pflanzen, zum Teil in glykosidisch gebundener
Form. Wichtige Flavonoidglykoside, die in
vielen Pflanzen wie auch in Hamamelis vorkommen, sind Kämpferol und Quercetin.

Die Bildung von Flavonoiden in der Pflanze ist im allgemeinen lichtabhängig, weshalb
die Stoffe hauptsächlich in den äußeren
Pflanzenteilen angereichert sind. Die höchsten Konzentrationen werden in freistehen-
den Blättern erreicht, wogegen Wurzelgemü-

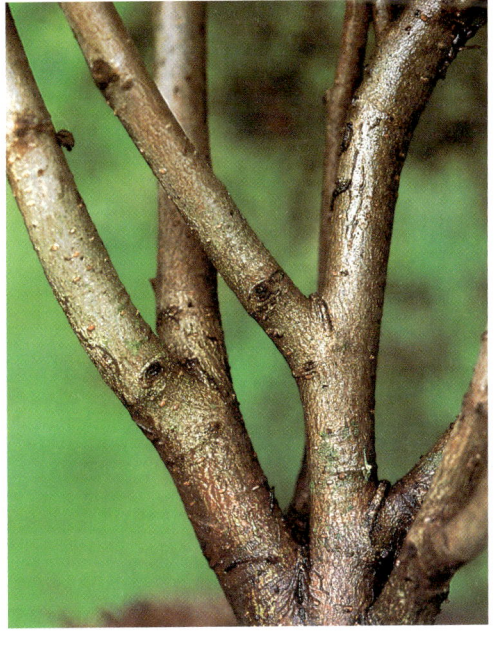

se nur Spuren aufweisen (Ausnahme Zwiebel). In Hamamelis findet man die höchsten Konzentrationen ebenfalls in den Blättern.

Die Blätter enthalten mehr entzündungshemmende Flavonoide als die Rinde.

Flavonoide sind an der Gesamtwirkung einer Pflanze immer aktiv beteiligt, haben allerdings sehr unterschiedliche chemische und physikalische Eigenschaften. Gemeinsam ist allen Flavonoiden, daß sie die Gefäßbrüchigkeit und -durchlässigkeit vermindern.

Neuere Studien belegen, daß der entzündungshemmende und antivirale Effekt von Hamamelis zumindest teilweise auf den Flavonoidanteil zurückzuführen ist. Flavonoide haben Radikalfängereigenschaften (siehe Seite 31) und hemmen die Histaminfreisetzung im Gewebe. Diese ist Bestandteil vieler Entzündungsvorgänge und führt zu Rötung, Quaddelbildung und Juckreiz.

Organische Säuren

Hierbei handelt es sich um organische Verbindungen, wie zum Beispiel Kaffeesäure, Chinasäure und Apfelsäure. Sie sind in Hamamelis in weit geringerem Maß als die Polyphenole zu finden und überwiegend in den Blättern enthalten. Ihnen kommt eine milde entzündungshemmende Wirkung zu.

Ätherische Öle

Durch ätherische Öle schützen sich Pflanzen vor ihren Feinden.

Diese leicht flüchtigen Pflanzenstoffe machen den charakteristischen Duft einer Pflanze aus. Den Pflanzen dienen sie zum Anlocken von Insekten und zum Schutz gegen Bakterien und Pilze, Insektenfraß und Wasserverdunstung. Die Wirkungen sind vielfältig, gemeinsam sind ihnen allen antibiotische, desinfizierende und das Immunsystem stärkende Eigenschaften. Das Komponentenspektrum des ätherischen Öls in Hamamelis ist unabhängig vom Anbaugebiet weitgehend konstant.

Antioxidative Schutzstoffe

Hamamelis stellt durch seinen hohen Gehalt an Tanninen und Flavonoiden eine natürliche Quelle von Antioxidantien dar. Besonders im Bereich der Krankheitsvorbeugung und der Behandlung chronischer Krankheiten kommt diesen Schutzstoffen größte Bedeutung zu. Antioxidantien binden im menschlichen Organismus Sauerstoffradikale, die, wenn sie im Übermaß vorhanden sind, den Alterungsprozeß beschleunigen und das Entstehen verschiedener Krankheiten begünstigen.

Antioxidantien und freie Radikale

ANTIOXIDANTIEN sind verschiedene natürliche Substanzen, wie die Vitamine A, E und C, Mineralien (Selen, Zink, Mangan) und pflanzliche Stoffe (Flavonoide und Tannine), deren Zufuhr mit der Nahrung für Menschen und Tiere unerläßlich ist. Bei einem gesunden Menschen befinden sie sich im Gleichgewicht mit sogenannten freien Radikalen, die in unserem Stoffwechsel gebildet werden, und sind unter anderem für das Immunsystem bei der Bekämpfung von Krankheitserregern und der Neutralisierung von Giftstoffen wichtig.

FREIE RADIKALE sind sehr reaktive Sauerstoffmoleküle, die, wenn sie im Übermaß vorhanden sind, die Zellen schädigen. Zu diesem Übermaß führen jede Form von Dauerstreß, etwa durch Infektionskrankheiten, Ängste, Traumata, Genußgifte, Umweltgifte, extreme körperliche Belastungen oder unausgewogene Ernährung.

Die krankmachende Wirkung freier Radikale besteht darin, daß sie den Alterungsprozeß beschleunigen. Dabei kommt es sowohl zu Schäden an einzelnen Zellbestandteilen (Enzymen, Eiweißen, Fetten) und Zellmembranen als auch an den Erbanlagen im Zellkern. Schäden der Erbsubstanz (DNA) stehen dabei in direktem Zusammenhang zur Lebensdauer und zum Sauerstoffverbrauch eines Organismus. Anhaltende oxidative Streßzustände werden daher heute als grundlegend mitverantwortlich für das Entstehen von Alterskrankheiten angesehen und führen zu einem früheren und vermehrten Auftreten von Allergien, Atherosklerose, Rheuma und Krebs.

Antioxidantien können freie Radikale binden und auf diese Weise helfen, vorzeitigen Verschleißerscheinungen vorzubeugen.

Flavonoide und Tannine

Bei Flavonoiden und Tanninen handelt es sich um pflanzliche Nahrungsbestandteile (Polyphenole), die in Schalen, Rinden und Blättern von Kräutern, Gemüsen und Früchten angereichert sind. Es sind heute etwa 5000 verschiedene Flavonoide und Tannine bekannt. Sie alle wirken mehr oder weniger stark antioxidativ. Hohe Dosen des ebenfalls antioxidativ wirksamen Vitamin C, wie sie heute oftmals zur Steigerung der Abwehrkräfte empfohlen werden, sollten immer zusammen mit Flavonoiden eingenommen werden, was natürlicherweise ja auch der Fall ist, wenn man zum Beispiel Obst ißt. Die Bioflavonoide steigern Wirksamkeit und Verträglichkeit des Vitamins C in unserem Körper.

Die mit der Nahrung aufgenommene natürliche Mischung aus Flavonoiden und Tanninen hat einen zuverlässigen und nebenwirkungsfreien antioxidativen Effekt und kann dabei helfen, gesund zu bleiben und zu werden. Geeignet sind dazu Kräutertees, verschiedenes Gemüse, Gewürze (maßvolle Verwendung nach Verträglichkeit) und grüner oder schwarzer Tee.

Flavonoidreiche Ernährung kann zur Vorbeugung von koronaren Herzerkrankungen beitragen.

1995 erschien eine Studie des niederländischen Gesundheitsinstitutes, Abteilung für chronische Krankheiten, in der die gesundheitliche Bedeutung der Flavonoide nachgewiesen wurde. Es zeigte sich, daß Männer, die mit der Nahrung viel Flavonoide aufnahmen, weniger häufig an koronaren Herzkrankheiten sterben als Männer mit geringer Aufnahme. Dieses Ergebnis war unabhängig von den bekannten Risikofaktoren Blutdruck, Vererbung, Rauchgewohnheiten oder Serumcholesterin, ebenso von der täglichen Zufuhr von Vitaminen, Mineralien und Ballaststoffen.

Die antioxidative Wirksamkeit von Hamamelis

In verschiedenen amerikanischen und deutschen Studien der letzten Jahre konnte nachgewiesen werden, daß einer der Inhaltsstoffe der Virginischen Zaubernuß, das Hamamelistannin, stärker antioxidativ wirkt als die bekannten Antioxidantien Vitamin E und Vitamin C. Zusätzlich zur Bindung freier Radikale schützt Hamamelistannin (speziell die Gallolylgruppe) die Zellen des Körpers vor der schädigenden Wirkung von Radikalen.

Im Tierversuch wurde nachgewiesen, daß die in Hamamelisblättern und -rinde enthaltenen Flavonole Quercetin und Kämpferol die Entstehung und Entwicklung chemisch provozierter Tumoren bei Nagetieren hemmen konnten.

Die Anwendungsgebiete von Hamamelis

Die Anwendungsmöglichkeiten von Blättern und Rinde der Virginischen Zaubernuß erklären sich aus den oben erläuterten arzneilichen Eigenschaften: Hamameliszubereitungen wirken zusammenziehend (gerbend), entzündungshemmend, juckreizstillend, antioxidativ, lokal blutstillend und durchblutungsmindernd.

Anwendungen für Haut und Schleimhautverletzungen sowie Krampfaderbeschwerden und Durchfall erkennt auch die Schulmedizin an.

Auf der Basis wissenschaftlich gesicherter Ergebnisse nennt die Monographie der Komission E (vom Bundesgesundheitsamt berufene Sachverständigenkommission zur Beurteilung von Phythotherapeutika) für getrocknete Hamamelisblätter und -rinde sowie frische Hamamelisblätter und -zweige folgende Anwendungsgebiete:

- Leichte Hautverletzungen
- Lokale Entzündungen von Haut und Schleimhäuten
- Krampfaderbeschwerden (aus dem Bundesanzeiger Nr. 154 vom 21.08.1985).

In der Standardzulassung für Hamamelisblätter und -rinde werden außerdem angeführt:

- Unterstützung der Therapie akuter, unspezifischer Durchfallerkrankungen bei Schulkindern und Erwachsenen
- Entzündungen von Zahnfleisch und Mundschleimhaut.

Hautpflege und Kosmetik

Ein wichtiger Anwendungsbereich von Hamamelis sind neben der arzneilichen Verwendung Hautpflege und Kosmetik. Zahlreiche kosmetische Produkte enthalten Hamamelisextrakt oder -destillat. Dazu gehören Gesichtswässer (zusammenziehende Tonika), Hautnährcremes und Deocremes (besonders auch zur Pflege von rauher und rissiger Haut), Haarpflegemittel und Augenlotionen (in stärkerer Verdünnung).

Hamamelis ist Bestandteil zahlreicher Hautpflegemittel und Kosmetikprodukte.

33

Offizielle Anwendungsgebiete von Hamamelis

Dieser Gesamtübersicht liegen die Angaben der deutschen, schweizerischen und amerikanischen Arzneimittelbehörden und die inzwischen nachgewiesenen Erfahrungen der indianischen und europäischen Volksheilkunde zugrunde.

Hamamelis ist wirksam:

- Bei Entzündungen von Haut und Schleimhäuten, wie ekzemartigen Erkrankungen aller Art, leichteren Verbrennungen und Sonnenbrand, Entzündungen im Bereich von Mund, Rachen und Zahnfleisch, akuten und unspezifischen Durchfallerkrankungen

- Bei leichteren, auch blutenden Verletzungen und Wunden im Bereich von Haut und Schleimhaut, Verstauchungen, Quetschungen und Blutergüssen, Nasen- und Zahnfleischbluten, Wundnachsorge nach Operationen

- Bei Erkrankungen des venösen Gefäßsystems: Hämorrhoiden- und Krampfaderbeschwerden

- Bei juckender, rissiger und aufgesprungener Haut, Hautschuppen, Hautrötung, Hautirritationen, Mundwinkelrhagaden, Analfissuren

- Zur Hautpflege, besonders bei Kindern

Die hautpflegende und kosmetische Anwendung von Hamamelis wird ab Seite 100 ausführlich dargestellt.

Die Haut – Grenzorgan zur Außenwelt

Als Kontaktstelle und Schranke regelt die Haut das Zusammenspiel von Körper und Umwelt. Dabei ist sie als wirksames Schutzschild gegen äußere Einflüsse sowohl Hitze- und Kälteeinwirkungen als

Die drei Schichten der Haut

Grundsätzlich unterscheidet man Oberhaut (Epidermis), Lederhaut (Corium) und Unterhaut (Subcutis). Oberhaut und Lederhaut bilden zusammen die Haut im eigentlichen Sinne (Cutis).

Die OBERHAUT besteht aus den Oberhautzellen (Keratinozyten), die wie Mauersteine miteinander verbacken sind. Auch die Basalschicht, die an der Wundheilung beteiligt ist und Nachschub an verhornenden Zellen zur Regenerierung der obersten Hornschicht liefert, gehört zur gefäßlosen Epidermis. Weitere Bestandteile der gesunden Oberhaut sind pigmentbildende Zellen (Melanozyten) und besondere Abwehrzellen (Langerhans-Zellen).

Die gefäßreiche LEDERHAUT liegt als elastisches Bindegewebe, das der Haut Reißfestigkeit und Verformbarkeit verleiht, unter der Oberhaut. In der Lederhaut befinden sich Blut- und Lymphgefäße, Sinnesrezeptoren und immunaktive Freßzellen, die Makrophagen, die schädigende Stoffe und Mikroorganismen beseitigen. Ein blitzschnelles »Datenübermittlungsnetz« gewährleistet eine mehrstufige Abwehrleistung, so daß bei Bedarf spezifische Antikörpereinheiten (Immunglobuline) für den Kampf gegen Bakterien, Viren oder Pilze bereitgestellt werden. Eine Entzündung ist Ausdruck der aktiven Immunantwort unseres Körpers.

Die UNTERHAUT liegt unter der Lederhaut. Ihre Fettzellen dienen als Polsterung und Energiespeicher und schützen vor Wärmeverlust.

auch mechanischen Kräften und Krankheitserregern, wie Bakterien, Viren und Pilzen, ausgesetzt. Mit einer Fläche von rund 2 Quadratmetern ist die Haut das größte Organ des Menschen mit einer Vielzahl lebenswichtiger Aufgaben:

- Ein ausgeklügeltes Barrieresystem, das von einem effizienten Immunsystem unterstützt wird, verhindert weitgehend das Eindringen von Schadstoffen und Mikroorganismen.
- Über die Hautdurchblutung und Verdunstungseffekte wird eine konstante Kerntemperatur im Körperinneren gewährleistet.

Die Haut erfüllt lebens-
wichtige Aufgaben.
- Beispiele für die Haut als Stoffwechselorgan sind die Ausscheidung von Giftstoffen durch Schweißverdunstung und die sonnenlichtinduzierte Bildung des für den Kalziumstoffwechsel wichtigen Vitamins D$_3$ aus einer in allen Geweben des Körpers gebildeten Vorstufe.
- Die Haut hilft bei der Regulation des Flüssigkeitshaushaltes.
- Über Tast- und Sinnesrezeptoren sind wir in der Lage, Umweltsignale, wie Berührung, Druck, Schmerz und Temperatur, zu empfangen und zu verarbeiten.
- Sie schützt den Körper vor UV-Licht.
- Hautsignale, wie Blässe oder Erröten, geben der Umwelt über unsere psychische Befindlichkeit Auskunft.

Hautbehandlung aus naturheilkundlicher Sicht

Oftmals schaffen Unausgewogenheiten der Stoffwechselprozesse und des Verdauungssystems die Voraussetzung für die Entstehung von Ekzemen und anderen Hautkrankheiten. Das Organ Haut ist ein Spiegel des ganzen Organismus. Nicht nur die Konstitution, auch Krankheiten innerer Organe, Hormonstörungen, neurologische und nicht zuletzt psychische Einflüsse können das Zustandsbild der Haut beeinflussen. Aus dieser Gesamtschau heraus wird ein

Hautkrankheiten
können auch Störungen
innerer Organe
oder von Hormonen
zugrundeliegen.
naturheilkundlich orientierter Therapeut neben der lokalen Beschwerdelinderung auch nach möglichen Herden suchen (Sanierung von Zähnen, Mandeln, Nebenhöhlen, Darm). Außerdem wird er durch geeignete Medikamente das Immunsystem kräftigen und für die Ausleitung vorhandener Gift- und Schlackenstoffe über Leber und Darm sowie Nieren sorgen. Geeignete Bewegung, gesunde Ernährung, maßvolle Luft- und Sonnenbäder sowie therapeutische Anwendungen nach Kneipp (Waschungen, Güsse, Trockenbürsten) sorgen darüber hinaus für eine allgemeine Kräftigung der körperlichen Verfassung.

Mögliche Nebenwirkungen

Äußerlich angewendet, ist Hamamelis ausgesprochen gut verträglich. Seltene allergische Reaktionen sind nur nach der Verwendung von Hamamelisextrakt bekannt geworden, der in zahlreichen Salben und Cremes verarbeitet wird, nicht jedoch nach der Anwendung von Hamamelisdestillat.

Häufiger sind Nebenwirkungen bei der innerlichen Anwendung, etwa von hochdosiertem Hamamelistee, hauptsächlich allerdings bei magenempfindlichen Personen oder bei erheblicher Überdosierung. Die Gerbstoffe können Magenreizungen mit Übelkeit und Erbrechen auslösen. Sie können die Schleimhaut von Magen und Darm angreifen, so daß Gerbstoffe und ihre Abbauprodukte die Darmwand passieren und die Leber schädigen können. Ebenso sind bei der hochdosierten Einnahme von Blätter- oder Rindenauszügen Vergiftungserscheinungen mit klopfenden Kopfschmerzen beobachtet worden. Vermutlich ist dies ebenfalls eine Folge der Gerbstoffaufnahme in das Blut.

Bei der äußerlichen Anwendung von Hamamelis gibt es selten Nebenwirkungen.

Bei der Dosierung beachten

Bei den in diesem Buch genannten Dosierungen und Anwendungen kann jegliches Gesundheitsrisiko ausgeschlossen werden. Wer einen empfindlichen Magen hat, sollte Hamamelistee vorsichtshalber nur nach dem Essen trinken. Hamamelis ist insgesamt gesehen bei äußerlicher Anwendung außerordentlich gut, bei innerlicher gut verträglich.

Zu Besonderheiten der innerlichen Anwendung von Hamamelistee während der Schwangerschaft und Stillperiode liegen noch keine Erkenntnisse vor.

Ergebnisse klinischer Untersuchungen

Wissenschaftliche Untersuchungen zur Anwendung von Hamamelis wurden bis jetzt fast ausschließlich im dermatologischen Bereich durchgeführt. Die genannten Wirkungen sind nach heutigem

Kenntnisstand vor allem auf die in Hamamelis enthaltenen Gerbstoffe und Flavonoide zurückzuführen.

■ Verschiedene Studien lassen eindeutig auf entzündungshemmende, gefäßverengende, sekretionsmindernde und gerinnungshemmende Wirkungen schließen. Die entzündungshemmende Wirkung einer Hamameliscreme auf der Basis von Hamamelisdestillat war dabei einem schwachen Kortisonpräparat vergleichbar und verschiedenen Basiscremes und einer Kamillenzubereitung überlegen.

Versuche belegen, daß Hamamelis die Abheilung von Lippenbläschen unterstützt.

■ Weiter wurden antimikrobielle, antivirale und Antitumorwirkung sowie antioxidative beziehungsweise Radikalfängereigenschaften nachgewiesen. Experimente belegten den heilenden Einfluß der Gerbstoffe auf das Herpes-simplex-Virus.

■ Tierexperimentell wurde ein hemmender Effekt von Hamamelis auf die Hautalterung festgestellt. Hierfür ist die antioxidative Eigenschaft der Gerbstoffe und Flavonoide verantwortlich.

■ Verschiedene Hamameliszubereitungen (Extrakt, Wasserdampfdestillat, Alkoholdestillat) erwiesen sich in einem 1972 durchgeführten Tierversuch zur venentonisierenden Wirkung von Hamamelis sogar dem bei Venenerkrankungen oft bewährten Roßkastanienextrakt als überlegen.

■ Schon 1948 wurde in Tierversuchen eine Verkürzung der Blutungszeit und Beschleunigung der Blutgerinnung festgestellt.

■ In einer Neurodermitisstudie erwies sich eine Therapie mit Hamamelissalbe einer klassischen, nicht kortisonhaltigen Salbe (Bufexamac®) gegenüber als gleichwertig. Beide Präparate führten nach dreiwöchiger Anwendung zu einer deutlichen Besserung der Symptome.

■ In der Nachbehandlung von Operationswunden war Hamamelis einem schwachen Kortisonpräparat ebenbürtig.

Als Zusatzstoff in Sonnencremes verbessert Hamamelis den Sonnenschutz.

■ In einer Studie der Kyoto-Universität in Japan aus dem Jahr 1994 wurden verschiedene Pflanzenextrakte, darunter Hamamelis, in synthetische Sonnenschutzmittel gemischt, um festzustellen, ob sich der Sonnenschutz erhöht. Dabei schnitt der wäßrige Hamamelisauszug am besten ab, besser als beispielsweise Kamille, Zimt und auch der alkoholische Hamamelisauszug.

- In einer gemeinsamen Studie der Ludwig-Maximilian-Universität, München, und der Goethe-Universität, Frankfurt, aus dem Jahr 1992 wurde die entzündungshemmende Wirkung verschiedener Hamamelisdestillate mit der einer Kortisoncreme, einer Kamillencreme und 4 Basiscremes verglichen. Hervorgerufen wurden die Entzündungen durch UV-Strahlung und durch ein reizendes Klebeband. Am besten wirkte die Kortisoncreme, dahinter kamen verschiedene Hamamelispräparate mit Phosphatidylcholin als Wirkungsverstärker, an dritter Stelle die Kamillencreme.

- Studie zur Wirkung der Hamamelislotionen Deskin Lotion und Lipo-Lotion (siehe Seite 108) bei juckenden Ekzemen zumeist trockener Haut (atopische und nicht-atopische Dermatitiden): Nach 8 Wochen Behandlungsdauer konnten 65 Prozent der Patienten als geheilt oder deutlich gebessert beurteilt werden. Dies ist ein gutes Ergebnis, bedenkt man, wie hartnäckig derartige Hauterkrankungen meist sind. Die Präparate bewährten sich besonders bei langjähriger Krankheitsdauer mit ausgeprägten Juckreizbeschwerden.

Hamamelis in der Praxis

■ Im Vordergrund der naturheilkundlichen Behandlung mit Hamamelis steht die äußerliche Anwendung bei Hautentzündungen verschiedenster Art in Form von Umschlägen, die mit einem Aufguß oder einer Abkochung getränkt werden, oder in Form von Fertigpräparaten. Aber auch bei der innerlichen Anwendung als Tee bei Durchfall, als Gurgellösung bei Entzündungen im Mund- und Rachenraum und in der Homöopathie ist Hamamelis ein gut wirksames Heilmittel.

Einen wichtigen Platz haben Hamamelispräparate auch im Bereich der Kosmetik. Sie werden eingesetzt bei alternder, trockener Haut, vorbeugend gegen Falten, bei trockenen, rissigen und aufgesprungenen Händen, in der Säuglingspflege und bei Hautjucken älterer Menschen.

Die Vor- und Nachteile verschiedener Fertigprodukte, ihrer Grundlagen und Zusätze, wie Konservierungs- und Parfümstoffe, sowie mögliche Nebenwirkungen sind auf Seite 43 näher erläutert.

Hamamelis aus der Apotheke

- Getrocknete Hamamelisblätter und -rinde für die Teebereitung, entweder als Aufguß oder als Abkochung
- Fertigpräparate mit Hamamelis liegen als Destillat, Extrakt, Tinktur, Lotion, Salbe, Creme und Zäpfchen vor
- Sowohl die Urtinktur als auch homöopathische Verdünnungen werden verwendet
- Hamameliswässer, Lotionen und Cremes für Kosmetik

Aufgüsse und Abkochungen

Für einen Aufguß wird die in den jeweiligen Krankheitsbildern angegebene Menge Arzneipflanze mit kochendem Wasser übergossen. In der Regel läßt man den Aufguß 10 Minuten zugedeckt ziehen und seiht dann ab.

Um eine stärker gerbstoffhaltige Lösung zu erhalten, läßt man die Pflanzenteile auf kleiner Flamme 10–15 Minuten zugedeckt köcheln und seiht anschließend die Abkochung ab.

Als Maß für die Dosierung bei Aufguß und Abkochung gilt: 1 TL entspricht etwa 2,5 g Rinde oder 2,5–3 g Blättern.

Umschläge und Spülungen

Sie gehören zu den wichtigsten äußerlichen Anwendungsmöglichkeiten von Hamamelis und eignen sich auch besonders für die Selbstbehandlung.

Bereiten Sie hierfür entweder wie oben beschrieben eine Abkochung aus 1–2 EL (5–10 g) Rinde oder Blätter und $\frac{1}{2}$ l Wasser oder einen weniger gerbstoffhaltigen Aufguß aus 1–2 EL Blätter und $\frac{1}{2}$ l kochendheißem Wasser.

Bei Entzündungen mehrmals täglich Umschläge, die mit dem lauwarmen Sud (Aufguß oder Abkochung) getränkt sind, auf die betroffenen Stellen legen. Bei Entzündungen im Mund-Rachenraum damit spülen oder gurgeln.

Bäder

Für ein Hamamelisbad gibt man 3–4 EL Blätter oder 3 EL Rinde in 1 l Wasser, erhitzt das Ganze und läßt es 10 Minuten auf kleiner Flamme köcheln. Den Sud dem Badewasser zugeben.

Bäder mit Hamamelisblättern regen die Hautatmung an und lindern Ekzeme und Juckreiz. Bei trockener Haut sind Umschläge von zirka 10 Minuten Dauer besser geeignet.

Für ein Sitzbad fertigen Sie wie oben eine Abkochung mit 1–2 EL Blätter in $\frac{1}{2}$ l Wasser an und geben sie in das Wasser.

Gesichtsdampfbad

3–4 EL Blätter oder Rinde in einem Topf mit 1 l kochendem Wasser übergießen. Das Gesicht über den Topf beugen, den Kopf dabei mit einem Handtuch bedecken.

Hamamelisgesichtsdampfbäder eignen sich besonders zur Reinigung der Haut bei Unreinheiten und Akne sowie bei entzündlicher und empfindlicher Gesichtshaut.

Haben Sie einen empfindlichen Magen, sollten Sie für Anwendungen nur den Aufguß verwenden.

Unreine Gesichtshaut spricht gut auf Gesichtsdampfbäder mit Hamamelis an.

41

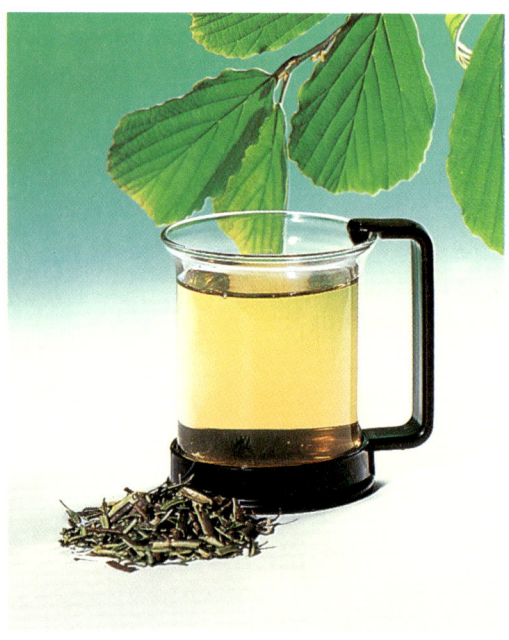

Innerliche Teeanwendung

Bei leichteren Durchfallerkrankungen eignen sich sowohl eine schwache Abkochung als auch ein Aufguß.

Aufguß: 2 TL fein geschnittene Blätter mit $\frac{1}{4}$ l kochendem Wasser übergießen, 10 Minuten ziehen lassen und abseihen. Bei Durchfall 2–3mal täglich 1 Tasse zwischen den Mahlzeiten trinken, bei empfindlichem Magen nach dem Essen.

Abkochung: 1 TL fein geschnittene oder grob gepulverte Rinde mit kaltem Wasser ansetzen, zum Sieden bringen und 10–15 Minuten auf kleiner Flamme köcheln lassen. Bei Durchfall 2–3mal täglich 1 Tasse Rindentee zwischen den Mahlzeiten trinken, bei empfindlichem Magen nach dem Essen.

Die Abkochung aus der getrockneten Hamamelisrinde wirkt äußerlich und innerlich zusammenziehend.

Tee zur allgemeinen Kräftigung: Über die innerliche Anwendung von Hamamelistee zur allgemeinen Stärkung und Anregung der Selbstheilungskräfte aufgrund der vorhandenen tonisierenden Bitterstoffe und antioxidativen Substanzen liegen derzeit wenig gesicherte Erkenntnisse vor. Die dazu in der Literatur berichteten Erfahrungen kann man in 3 Punkten zusammenfassen:

1. Verdauungsanregung und Kräftigung
2. Anregung der Selbstheilungskraft des Immunsystems
3. Blutreinigung (Nierenanregung).

Unter der Voraussetzung einer angemessenen Dosierung und Anwendungsdauer spricht nichts gegen einen Therapieversuch bei den genannten Indikationen.

Hamamelisaufguß und -abkochung innerlich nicht über längere Zeit oder hochdosiert verwenden, da es bei empfindlichen Personen zu Magenreizungen kommen kann.

Man bereitet hierfür einen Blätteraufguß, der besser verträglich ist als die stark gerbstoffhaltige Abkochung: 1–2 TL Hamamelisblätter mit $\frac{1}{4}$ l kochendem Wasser übergießen und 10 Minuten ziehen lassen. Zur Verdauungsanregung 2mal täglich 1 Tasse $\frac{1}{2}$ Stunde vor den Mahlzeiten trinken. Zur Immunanregung und Blutreinigung 2 Tassen täglich zwischen den Mahlzeiten trinken.

Tips zur Aufbewahrung

Getrocknete Blätter und Rinde sollten vor Licht und Feuchtigkeit geschützt in gut schließenden Behältern bei mäßiger Raumtemperatur aufbewahrt werden. Optimale Temperaturen wären 10−15 °C.

Lagerung bis zu 1 Jahr. Bei längerer Aufbewahrung verliert Hamamelis ihre Wirksamkeit, da die Gerbstoffe in unwirksame Substanzen umgebaut werden. Ebenso geht das ätherische Öl verloren.

Fertigpräparate

Der Fachhandel bietet verschiedene Hamamelispräparate an, wie Salben, Cremes, Lotionen und Zäpfchen gegen Hautentzündungen, Krampfadern und Hämorrhoiden. Sie werden auf der Basis von Extrakten oder Destillaten hergestellt, die zum Beispiel in eine Salbengrundlage eingearbeitet werden. Nicht selten sind allerdings die verwendeten Salbengrundlagen oder zugesetzte Konservierungsstoffe, Parfümöle oder Emulgatoren weniger gut verträglich als die verwendeten Hamamelisdestillate oder -extrakte. Dadurch kann zum Teil die Wirksamkeit abgeschwächt werden, zum Teil sind Überempfindlichkeitsreaktionen auf die verwendeten Grundlagen- und Zusatzstoffe möglich. In Apotheken sind jedoch Präparate aus dem amerikanischen Hamamelisdestillat USP 23 rezeptfrei erhältlich, die frei von schädigenden Zusätzen sind.

Verlangen Sie Präparate mit dem amerikanischen Hamamelisdestillat USP 23, denn ihnen sind keine reizenden Stoffe zugesetzt.

Sowohl Extrakt als auch Destillat haben die gleichen Anwendungsgebiete und ähnliche arzneiliche Eigenschaften. Die SachverständigenkommissionE des Bundesgesundheitsamtes gibt für Anwendungsformen daher auch die gleichen Indikationen an.

Hamamelisdestillat

Das Wasserdampfdestillat, das sogenannte Hamameliswasser (= Aqua Hamamelidis), wird aus den frischen Blättern und Zweigen von *Hamamelis virginiana* hergestellt. Für das amerikanische

Der Fachhandel hält verschiedene Hamamelispräparate zur äußerlichen Anwendung bereit (siehe Seite 108).

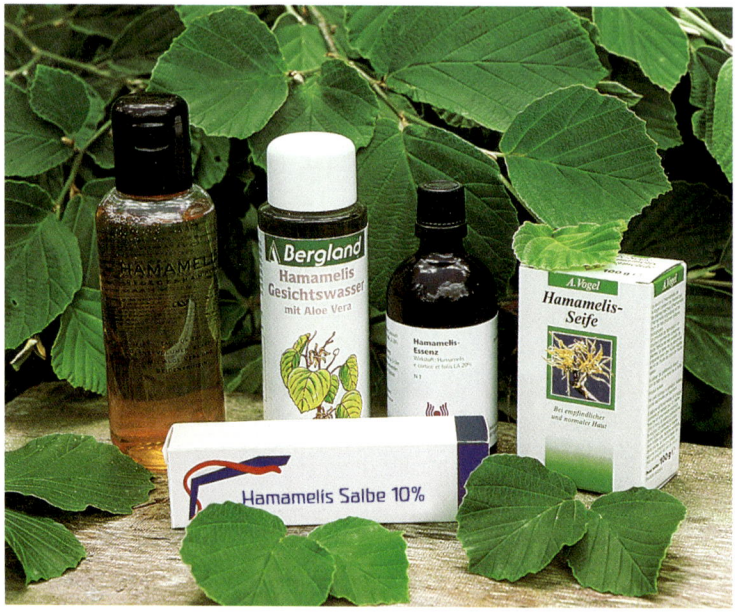

Hamamelisdestillat USP 23 werden dagegen nur Zweige verwendet, es enthält alle wasserdampfflüchtigen Wirkstoffe der kurz zuvor geschnittenen Pflanzenteile. Das Resultat der wirkstoffschonenden Destillationsmethode ist eine klare, sehr hautfreundliche und farblose Flüssigkeit, die mit wenig Alkohol konserviert wird.

Im Gegensatz zum Extrakt ist das Destillat nahezu gerbstofffrei. Vermutlich sind die vorwiegend in den Blättern und Zweigen enthaltenen Flavonoide und das ätherische Öl für die Heilwirkungen des Destillats verantwortlich. Sie beeinflussen Entzündungsprozesse und eignen sich besonders für die lokale Behandlung von Haut und Schleimhäuten.

Beim Destillat und bei Präparaten auf Destillatbasis sind keinerlei Nebenwirkungen bekannt.

Das reine Destillat wirkt allerdings bei trockener Haut zusätzlich austrocknend, so daß rückfettende, wasserbindende Präparate auf Destillatbasis, wie zum Beispiel Deskin (siehe Seite 108), in diesem Fall vorzuziehen sind.

Verwendung des Destillats für Umschläge

Hamameliswasser unverdünnt oder mit Wasser im Verhältnis 1:3 verdünnt für Umschläge bei Entzündungen und Verletzungen der Haut verwenden.

Die entzündungshemmenden, antioxidativen und juckreizhemmenden Eigenschaften des wäßrigen Hamamelisauszuges wurden von der amerikanischen Zulassungsbehörde (FDA) anerkannt, so daß Aqua Hamamelidis 1995 in das amtliche Arzneibuch der USA aufgenommen wurde. Die Herstellung des amerikanischen Hamamelisdestillates mit dem Namen USP 23 garantiert eine gleichbleibende Qualität und unterliegt einer äußerst strengen Arzneibuchvorschrift.

Auch die nordamerikanischen Indianer verwenden seit Jahrhunderten für Heilzwecke einen wäßrigen Auszug.

Hamamelisextrakt

Extrakte werden mit Alkohol (Ethanol) verschiedener Konzentration und Alkohol-Wasser-Mischungen aus frischen oder getrockneten Pflanzenteilen ausgezogen. Sie enthalten im Unterschied zum Destillat einen höheren Anteil fettlöslicher Stoffe und Gerbstoffe. Nachdem sie vom Auszugsmittel befreit worden sind, liegen je nach Lösungsmittelrestmenge flüssige, zähflüssige oder trockene Extrakte vor. Konzentrierte Extrakte dienen der Industrie zur Herstellung von Hamamelispräparaten.

Verwendung der Tinktur

- Umschläge: 1–2 TL in $\frac{1}{4}$ l Wasser geben für Umschläge bei Hämorrhoiden, Krampfadern, Wunden, Analfissuren, Unterschenkelgeschwüren und Ekzemen.
- Sitzbäder: 1–2 EL Tinktur auf ein Sitzbad geben bei Hämorrhoiden und Analekzemen.
- Spülung: 1 TL auf 1 Glas lauwarmes Wasser geben und damit bei Entzündungen im Mund-Rachenraum mehrmals spülen.

Tinkturen sind ebenfalls alkoholische Auszüge, jedoch meist aus getrockneten Pflanzenteilen. Sie müssen nach Vorschrift des deutschen Arzneimittelbuchs (DAB) im Verhältnis 1 : 5 (1 Teil Pflanze zu 5 Teilen Auszugsmittel = 70%igem Ethanol) extrahiert werden und sind in Apotheken erhältlich.

Präparate mit dem Extrakt können haut- und schleimhautreizend wirken.

Die überwiegende Mehrzahl der derzeit erhältlichen Hamamelispräparate enthält Extrakte und Tinkturen als Grundlage. Ihre Anwendung ist nicht immer ganz unproblematisch, da es im Gegensatz zum Destillat zuweilen zu Reizungen von Haut oder Schleimhäuten kommen kann. Auch wird in der Literatur gelegentlich auf Überempfindlichkeitsreaktionen nach der Anwendung von Hamamelisextrakten hingewiesen.

Das Homöopathikum Hamamelis

Hamamelis wird in der Homöopathie häufig verwendet, besonders bei venösen Stauungen und zur Stillung innerer und äußerer Blutungen. Als Grundlage für die homöopathische Urtinktur dient ein alkoholischer Auszug aus frischen blühenden Hamameliszweigen sowie aus der geschälten Zweig- und Wurzelrinde. Sowohl die Urtinktur als auch daraus bereitete homöopathische Verdünnungen

Das homöopathische Mittel Hamamelis gibt es als Urtinktur, Globuli, Tabletten und Tropfen.

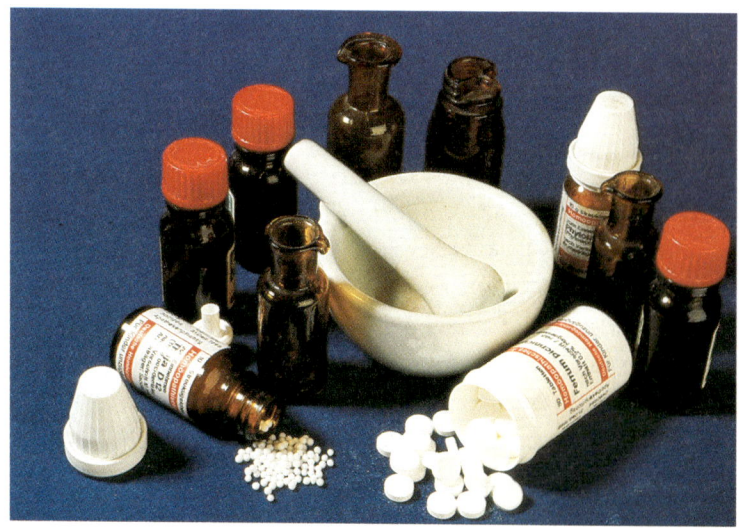

kommen zum Einsatz. Die Anwendung wird, wie allgemein in der Homöopathie üblich, durch das homöopathische Arzneimittelbild bestimmt, das aus den Leitsymptomen hervorgeht.

Leitsymptome und Modalitäten für die homöopathische Anwendung

- Venöse Stauungen, Krampfadern (vor allem der Beine und besonders, wenn sie empfindlich sind, schmerzen und leicht bluten), juckende, brennende und blutende Hämorrhoiden, Venenentzündung.
- Alle Arten venöser Blutungen aus unterschiedlichen Körperteilen, die schwer zu stillen sind: aus Nase, Magen, Darm, Blase, nach einer Zahnextraktion, aus offenen Wunden, übermäßige Monatsblutung; Erkältung und Husten mit blutigem Auswurf; auch Ödeme infolge venöser Rückflußstörungen beeinflußt Hamamelis positiv.

Beispiele homöopathischer Anwendung

Hamamelis D6 bei akuten Beschwerden der Krampfadern oder Hämorrhoiden, besonders wenn gleichzeitig Blutungen und Schmerzen mit leichtem Prellungsgefühl vorliegen; 3mal täglich 1 Gabe (5 Tropfen, 5 Globuli oder 1 Tablette) in 1 Glas Wasser auflösen und über 1 Stunde verteilt schluckweise trinken. Globuli oder Tabletten können Sie auch langsam unter der Zunge zergehen lassen.

Hamamelis D12 bei chronischen Beschwerden; 1–2mal täglich 1 Gabe wie oben beschrieben einnehmen.

Hamamelis D2 gegen Periodenschmerzen und zu starke Blutungen; mehrmals täglich 5–10 Tropfen.

Homöopathische Salben oder Zäpfchen sind geeignet, juckende, brennende und blutende Hämorrhoidalbeschwerden zu lindern. Sie enthalten Hamamelis meist in der Potenz D4 und sind in Apotheken erhältlich. Täglich vor dem Zubettgehen 1 Salbenstrang oder 1 Zäpfchen.

- Bei Blutungen mit eher dunkler (venös), weniger hellroter Farbe.
- Die genannten Beschwerden gehen meist mit einem Gefühl von Zerschlagenheit, mit Schmerzen oder Wundgefühl einher.
- Feucht-warmes Wetter verschlimmert die Beschwerden.

Hautpräparate mit Hamamelis

Mit Hamamelispräparaten, wie Salben, Cremes und Lotionen, werden Hautkrankheiten, Krampfadern und Hämorrhoiden behandelt, sie dienen auch der Hautpflege (siehe Seite 91 und 100). Dabei sollten Hautpräparate nicht nur auf ihre Wirkstoffe hin überprüft werden, auch die Grundstoffe für Salben, Cremes und Lotionen sollen möglichst hautverträglich sein und die Wirksamkeit der medizinisch wichtigen Substanzen nicht beeinträchtigen.

Achtung bei trockener Haut: Emulgatoren in Cremes und Lotionen können die Haut zusätzlich entfetten.

Cremes und Lotionen

Dabei handelt es sich um Emulsionen (Mischungen) eines fetten mit einem wäßrigen Anteil, wobei der wäßrige Anteil überwiegt (Öl-in-Wasser-Emulsion). Zahlreiche sogenannte hautfreundliche Präparate sind Cremes und Lotionen, die die Haut zwar oft geschmeidig machen, gleichzeitig aber durch zugesetzte Emulgatoren (Öl-Wasser-Emulgatoren) entfettend wirken.

Die Emulgatoren machen das hauteigene Fett mit Wasser mischbar und dadurch abwaschbar. Bei empfindlicher Haut können sie auf diese Weise die natürliche Barriere der Hornschicht schädigen. Durch die Entfettung wird außerdem die Verdunstung gesteigert, was generell den Wasserverlust erhöht. Äußerlich zugeführte fettende Substanzen können den Verlust an körpereigenem Hautfett nicht ausgleichen. Vielfach erfolgt auch eine Abdichtung der Haut mit ebenfalls unerwünschten Konsequenzen (siehe »Salben«).

Besonders bei trockener und empfindlicher Haut führt die Anwendung von Cremes oft zu einer Verschlimmerung des Hautzustands.

Salben eignen sich zur Behandlung von trockener Haut.

Salben

Bei Salben überwiegt im Gegensatz zu Cremes der fette beziehungsweise ölige Anteil, in den ein wäßriger Anteil eingearbeitet ist (Wasser-in-Öl-Emulsionen). Ihre Anwendung ist sinnvoll bei chronischen, trockenen Hautzuständen.

Bei der Anwendung von Salben ergibt sich das Problem, daß ein zu fettreicher Träger oft stark abdeckt und dadurch die Schweißabdunstung behindert. Bei Entzündungen kann dadurch die Abstrahlung der Entzündungswärme erschwert werden, was nicht selten zu erheblichem Juckreiz und verstärkter Entzündung führt. Speziell bei empfindlicher Haut, etwa im Analbereich, sind die handelsüblichen Salben aus den genannten Gründen problematisch. Lagebedingt kommt es dort auch besonders leicht zu einem Wärmestau. Die beste Behandlungsmöglichkeit im Analbereich stellen daher oft wäßrige Lösungen dar, die in Form von wäßrigen Umschlägen, Waschungen oder Sitzbädern verwendet werden können.

Problematische Zusätze in Hautpräparaten

Verschiedene Untersuchungen konnten eindeutig die schlechte Verträglichkeit bestimmter Konservierungsstoffe, schmerzlindernder Stoffe und antibiotischer Stoffe belegen, die mit vielen Fertigpräparaten auf die Haut aufgebracht werden (siehe dazu nachfolgende Übersicht). Zusätze dieser Art sind in zahlreichen Pflegeprodukten, Kosmetika und Arzneimitteln enthalten und führen je nach Stoff,

Konservierungsstoffe in Hautpräparaten setzen deren Verträglichkeit herab.

Allergieverursachende Zusatzstoffe

Die folgenden Stoffe sind Beispiele für häufige Verursacher eines Kontaktekzems:

- Kathon-CG: enthalten in Pflegeprodukten und Kosmetika
- Quecksilberverbindungen: enthalten in Medikamenten zur äußerlichen Pilzbehandlung sowie Wundmitteln
- Benzocain: enthalten in zahlreichen Arzneimitteln als schmerzlindernder Zusatz
- Formaldehyd: enthalten in Hautpräparaten und Kosmetika gegen krankhaft vermehrte Schweißbildung
- Naturstoffe Perubalsam, Menthol und Wollwachsalkohole wie Lanolin: enthalten in Cremes und Körperpflegemitteln

Dosierung und Empfindlichkeit der Haut in unterschiedlichem Ausmaß zur Entstehung von Kontaktekzemen. Besonders häufig reagieren Patienten mit einem Kontaktekzem, die an Unterschenkelgeschwüren, Krampfadern oder Hämorrhoiden leiden.

Viele heutige Haut- und Kosmetikpräparate enthalten auch Liposome, die für einen verstärkten Transport von Wirkstoffen durch die Haut sorgen sollen. Dabei kommt es allerdings auch zu einer vermehrten Aufnahme und Anreicherung unerwünschter Hilfsstoffe, wie von Duft- und Konservierungsstoffen, und damit zu erhöhter Überempfindlichkeit gegen diese Stoffe.

Im Gegensatz zu zahlreichen chemischen, aber auch verschiedenen natürlichen Stoffen wurde nach der Anwendung von Hamameliswasser bis heute keinerlei allergische Sensibilisierung festgestellt. Das spricht eindeutig für den Vorteil wäßriger Auszüge, denen keine Konservierungsstoffe und Emulgatoren zugesetzt sind.

Dermatologische Wirksamkeit von Hamamelis

Unabhängig von der Art der Erkrankung reagiert die Haut auf ein Übermaß an Reizung meistens mit einer Entzündung. Aus diesem Grund steht die Entzündungsbehandlung in der Dermatologie auch im Vordergrund. Das um so mehr, als in vielen Fällen, wie Neurodermitis, eine ursächliche Therapie noch nicht möglich ist.

Hamamelis als Ersatz für Kortikoide

Hamamelisanwendungen können auch über einen längeren Zeitraum durchgeführt werden, ohne daß es zu Nebenwirkungen kommt.

Schwere und hartnäckige Hautkrankheiten müssen oftmals mit Kortison (genauer gesagt: Glukokortikoiden) oder anderen immununterdrückenden Präparaten behandelt werden, die häufig eine rasche Linderung der Beschwerden bewirken. Allerdings darf man nicht vergessen, daß besonders in der Langzeittherapie (Wochen bis Monate) äußerlich oder innerlich verabreichte Kortisonpräparate zu teils unumkehrbaren Nebenwirkungen (wie Hautverdünnung, Wundheilungsstörungen) führen können. Zudem kommt es nach dem Absetzen von Kortison oft zu einem »Rebound-Effekt«, das heißt, die behandelte Hauterkrankung, etwa Schuppenflechte oder Neurodermitis, flackert erneut und dann verstärkt auf.

Bei der Anwendung von Kortikosteroiden muß daher das Nutzen-Risiko-Verhältnis vom Facharzt sorgsam abgewogen werden. Bei manchen akuten Erscheinungen und in schweren Fällen wird man um Kortison nicht herum kommen. In leichteren Fällen sollten jedoch zur Vermeidung von Nebenwirkungen wirksame Phythotherapeutika den Vorzug bekommen, wie sie unter anderem mit verschiedenen Hamamelispräparaten vorliegen.

An einer großen Zahl von Patienten konnte bewiesen werden, daß mit Hamamelispräparaten entzündliche akute und chronische Hauterkrankungen behandelt werden können, wie verschiedene Hautentzündungen und Ekzeme, Hämorrhoidalleiden und Neurodermitis schwacher bis mittlerer Ausprägung. Die Therapieerfolge lagen vielfach im Bereich leichter Glukokortikoide.

Hamamelis wirkt ähnlich entzündungshemmend wie die Kamille.

Hamamelisdestillat statt Kamille

Zubereitungen auf der Grundlage von Hamameliswasser zeigten sich in Studien auch der bei uns heimischen und bei Hautentzündungen und -krankheiten so beliebten wie bewährten Kamille ebenbürtig oder sogar überlegen. Nebenwirkungen und allergische Reaktionen wurden bei der Verwendung von Hamamelisdestillaten bisher nicht festgestellt. Sie bewährten sich auch bei chronischen, oft schwer therapierbaren Hautkrankheiten mit langjähriger Krankheitsdauer und ausgeprägten Juckreizbeschwerden.

Mit der Präparateserie der Schweizer Firma BCL Company Ltd. Zollikon (siehe Seite 108) liegen auf der Basis des Destillats USP 23 entzündungshemmende, juckreizlindernde und die Wasseraufnahme fördernde Präparate vor. Sie enthalten einen hohen Anteil Hamameliswasser (88 Prozent) und keine Zusätze von Parfümstoffen, Konservierungsstoffen, Emulgatoren oder Liposomen, was für die gute Verträglichkeit der Präparate mitverantwortlich ist. Hohe Wirksamkeit, in vielen Fällen leichten Glukokortikoiden vergleichbar, ist hier mit sehr guter Verträglichkeit gekoppelt. Die Produkte sind nicht rezeptpflichtig und in jeder Apotheke erhältlich. Sie enthalten neben Hamamelis hautpflegende Zusätze sowie einen kleinen Anteil ätherisches Melissenöl, dessen virustatische und antimikrobielle Wirkung bekannt ist.

Präparate der Firma BCL Company Ltd. bekommen Sie rezeptfrei in der Apotheke.

Heilen mit Hamamelis

Die Heilwirkung von Hamamelis wird vielfach noch unterschätzt.

■ Die Virginische Zaubernuß ist eine vielfach noch unterschätzte Heilpflanze zur Linderung zahlreicher Beschwerden. Aufgrund ihrer guten Verträglichkeit ist sie zur Selbstmedikation geeignet. Gleichwohl ist sie kein Wundermittel.

Im folgenden Beschwerdeteil werden die wichtigsten Krankheiten, für deren Linderung und Heilung sich Hamamelis bewährt hat, angeführt und besprochen. Ergänzend werden auch andere Heilpflanzen erwähnt. Auf den Umschlaginnenseiten finden Sie eine Übersichtstabelle zu den möglichen Hamamelisanwendungen.

Hauterkrankungen

Hauterkrankungen sind das bevorzugte Anwendungsgebiet der Virginischen Zaubernuß. Aufgrund ihrer zusammenziehenden, entzündungswidrigen und juckreizlindernden Eigenschaften ist sie zur Behandlung einer Vielzahl von Hautbeschwerden dienlich, bei leichteren Entzündungen von Haut und Schleimhaut ebenso wie bei Frostbeulen, Schrunden und Wunden. Ihre ausgezeichnete Verträglichkeit macht Hamamelis auch für eine langfristige Anwendung geeignet, wie sie für die Therapie zahlreicher dermatologischer Hautbeschwerden immer wieder erforderlich ist.

Grenzen der Selbstbehandlung

Aus der Vielzahl von Hauterkrankungen wurden diejenigen ausgewählt, bei denen Hamamelis nachweislich einen lindernden bis heilenden Effekt hat. Bessern sich die Beschwerden nicht innerhalb weniger Tage oder kehren sie wieder, suchen Sie einen dermatologisch erfahrenen Therapeuten auf. Denken Sie daran, daß sich hinter hartnäckigen Hautleiden und Juckreiz auch ernste Krankheiten, wie Diabetes oder Leberleiden, verbergen können. Dies muß im Zweifelsfall unbedingt therapeutisch abgeklärt werden.

Ein Vorteil der Hamamelis ist das komplexe antioxidative Schutzsystem, das sie bietet. Gerade auch chronische Hautleiden bedürfen wegen der erforderlichen langen Behandlungszeit besonderer immununterstützender und antioxidativer Maßnahmen. Sie fördern die Ausleitung der im Rahmen der Entzündung anfallenden schädlichen Stoffe.

Ekzematöse Hauterkrankungen

Die Hautentzündung (Dermatitis) ist die häufigste krankhafte Veränderung der Haut. Meist werden die Bezeichnungen Dermatitis und Ekzem synonym verwendet. Bei einem akuten Ekzem können Rötung, Schwellung, Bläschen- bis Blasenbildung, Krustenbildung, Nässen und nahezu immer Juckreiz auftreten. Besteht das Ekzem über längere Zeit (chronische Form), bleiben Rötung und Juckreiz bestehen, zusätzlich beginnt die Haut auszutrocknen und zu schuppen. Sie wird gröber und dicker, und es kann zu Einrissen kommen.

Bei Ekzemen ist der Juckreiz oft das lästigste, bisweilen sogar kaum mehr erträgliche Symptom. Hier kann Hamamelis lindern. Ein Teil der Ekzeme wird durch äußere Einwirkung verursacht und bleibt auf den Einwirkungsort beschränkt. Mögliche Auslöser sind allergische Reaktionen, physikalische Reize wie starke Sonnenbestrahlung oder Kälteeinwirkung, Krankheitskeime oder Parasiten und Reizungen durch chemische Stoffe. Oft wird das Entstehen eines Ekzems durch angeborene Einflüsse wie Allergiebereitschaft, trocken-empfindliche Haut oder seborrhoische Hautkonstitution mit vermehrter Talgbildung begünstigt.

Die Diagnose und Therapie ekzematöser Hautkrankheiten ist auch für Fachleute oft nicht einfach. Suchen Sie daher rechtzeitig einen dermatologisch erfahrenen Therapeuten auf.

Für die Neurodermitis als weitere Ekzemerkrankung spielen äußere Einflüsse nur eine verschlimmernde oder unmittelbar auslösende Rolle. Die Ursachen sind teilweise in erblichen Faktoren und immunologischen Veränderungen zu suchen, teilweise sind sie auch noch nicht bekannt.

Bei feuchten Ekzemen gilt der Grundsatz: Feucht auf Feucht. Das heißt, feuchte Umschläge und Auflagen verwenden, keine Salben oder Pasten. Ist die akute Entzündung vorüber, kann zu Pasten, anschließend zu Salben übergegangen werden.

● Symptome ▶ Hintergrund   Behandlung

Allgemeine Maßnahmen bei Hautekzemen

- Meiden Sie bei Ekzemen den Kontakt mit reizenden Substanzen, besonders bei Handekzemen. Tragen Sie eventuell Schutzhandschuhe (Baumwollhandschuhe unter die synthetischen Schutzhandschuhe anziehen).
- Reinigen Sie die betroffenen Stellen nur mit lauwarmem Wasser und, falls zusätzlich notwendig, mit milden Seifen. Alkalische Seifen zerstören den Säureschutzmantel.
- Setzen Sie das Ekzem möglichst wenig dem Wasser aus.
- Spülen Sie Wäsche in der Waschmaschine gründlich.
- Setzen Sie in der ekzemfreien Zeit Ihre Haut auch Luft, Licht und vorsichtig Wasser aus, das pflegt und kräftigt die Haut gleichermaßen.
- Gut wirksam, aber nur nach therapeutischer Absprache durchzuführen, sind bei akuten und chronischen Ekzemen tägliche Luftbäder, bei chronischen Ekzemen maßvolle Sonnenbäder und Sonnenkuren sowie Kneippsche Anwendungen, wie tägliches Trockenbürsten, Waschungen und Güsse. Bei Waschungen können Sie Obstessig (1 EL auf 1 l Wasser) zugeben, um den Säureschutzmantel der Haut zu stabilisieren.
- Sonnen- und Luftbäder sowie Obstessigwasserwaschungen wirken juckreizlindernd.
- Lassen Sie sich, besonders bei trockener Haut, von Ihrem Hautarzt oder Apotheker ein mildes, rückfettendes Präparat zur Reinigung empfehlen. Die modernen pH-neutralen Seifen schonen zwar den Säureschutzmantel der Haut, entfetten aber stärker und rauben der Haut auf diese Weise ihren natürlichen Schutz.

– Hamamelisumschläge mit einem Aufguß oder einer Abkochung mit Hamamelisrinde oder -blättern helfen besonders bei nässenden Ekzemen, auch bei Nesselausschlag und Afterekzemen. Juckreiz wird durch die Umschläge meist rasch gelindert.

Ernährungstips bei Hautekzemen

- Achten Sie auf ausgewogene Kost mit einem hohen Anteil basischer Nahrungsmittel (die überwiegende Mehrzahl aller Obst- und Gemüsesorten, Gewürz- und Wildkräuter, Milch und Milchprodukte außer Quark und Käse) und mit wenig Fett, Eiweiß, Auszugsmehl und Zucker.
- Bei chronischen Hautkrankheiten sollten Fettes und Süßes stark eingeschränkt werden.
- Bei einem akuten Ekzem nützt es oft, zur Entsäuerung und Entgiftung 2–3 Apfel- oder Rohkosttage einzulegen. Die Behandlung chronischer Hautkrankheiten ist meist langwierig und kompliziert und erfordert fachmännischen Rat. Eine geeignete basische Ernährung ist unbedingt zu empfehlen (siehe oben). Mit stoffwechselanregenden Tees kann die Behandlung unterstützt werden.

Man nimmt 1–2 EL Rinde oder Blätter auf $\frac{1}{2}$ l Wasser für einen Aufguß oder eine Abkochung.

Für Umschläge sollten Sie saubere Leinen- oder Baumwolltücher oder Mullbinden benutzen. Sie müssen locker und luftdurchlässig aufgelegt werden. Erneuern Sie den Umschlag, wenn er warm und trocken geworden ist, etwa 3mal täglich.

Feuchte Ekzeme behandeln Sie am besten mit feuchten Anwendungen.

Auch trockene, stark überwärmte Ekzeme lassen sich durch Hamamelisumschläge gut behandeln. Wegen der Austrocknungsgefahr den Umschlag aber maximal 10 Minuten auflegen. Für Umschläge bei trockener und empfindlicher Haut ist die rückfettende Lotion »Deskin Lipo Lotion« (siehe Seite 108) gut geeignet.
– Hamamelisbäder sind für Kinder und Erwachsene gleichermaßen geeignet. Bei trockener Haut sollte nicht zu oft gebadet werden, um die Haut nicht weiter auszutrocknen. Wenden Sie in diesem Fall Hamamelis besser in Form von Umschlägen an.

Für ein Bad geben Sie 3 EL Hamamelisrinde oder 4 EL -blätter auf 1 l Wasser (Kinder 2 EL), weiter verfahren Sie wie auf Seite 41 angegeben. Geben Sie den Sud in das Badewasser.

Hamamelis und Kamille – eine wirksame Kombination gegen Entzündungen.

Milder ist ein Aufguß: 3–4 EL Blätter oder 3 EL Rinde mit 1 l kochendem Wasser übergießen, 10 Minuten ziehen lassen, abseihen und dem Badewasser zugeben.

Bei ausgeprägten Entzündungen wechseln Sie die Hamamelisanwendungen mit Kamillenumschlägen ab. Übergießen Sie dazu 3–4 TL Kamillenblüten mit $\frac{1}{4}$ l kochendem Wasser, lassen 10 Minuten ziehen und legen mit dem abgekühlten Sud getränkte Umschläge 3mal täglich an.

– Für ein entzündungswidriges Gesichtswasser mischen Sie 10 Tropfen Teebaumöl mit 100 ml Hamameliswasser. Tupfen Sie die entzündlichen Stellen damit vorsichtig ab. Die Mischung mit dem stark antiseptisch wirkenden Teebaumöl ist speziell auch zur Linderung von infektiösen Hautentzündungen geeignet. Reizt sie zu stark, wenden Sie Hamamelisumschläge an.

Ausscheidungsfördernde Tees in der Schwangerschaft und bei Herz- und Nierenleiden nur nach Rücksprache mit dem Therapeuten trinken.

– Teemischungen mit Hamamelis und stoffwechselanregenden, ausscheidungsfördernden Heilkräutern eignen sich bei chronischen Hautkrankheiten zusätzlich als Teekur: Mischen Sie Löwenzahnwurzeln, Goldrutenkraut, Stiefmütterchenkraut und Hamamelisblätter zu gleichen Teilen. 1–2 TL der Mischung mit $\frac{1}{4}$ l kochendheißem Wasser übergießen, 10 Minuten ziehen lassen und abseihen. 3 Wochen lang ungesüßt 2–3 Tassen zwischen den Mahlzeiten schluckweise trinken.

– Fertigpräparate können Sie anstelle von selbst hergestellten Aufgüssen oder Abkochungen bei nässenden, trockenen, akuten wie chronischen Hautekzemen anwenden. Sie sind in der Apotheke erhältlich. Besser verträglich sind hier Präparate auf Destillatbasis, ohne Zusatz von Konservierungsmitteln, Parfümstoffen und Emulgatoren (siehe Seite 48). Lotionen eignen sich auch für Feuchtumschläge. Bei trockener Haut sind Präparate mit einem pflegenden Fettanteil oder eine zusätzliche fettende Pflege notwendig. Akute, nässende Ekzeme nicht mit Salben oder Cremes behandeln.

– Weizenkleiebäder wirken aufgrund ihres Schleimstoffgehaltes beruhigend und juckreizstillend bei verschiedenen akuten Hauterkrankungen, auch bei Neurodermitis von Kindern. In der Apotheke sind Ölauszüge ohne Zusätze erhältlich. Geben Sie davon 1 Tasse Kleieöl auf ein Vollbad.

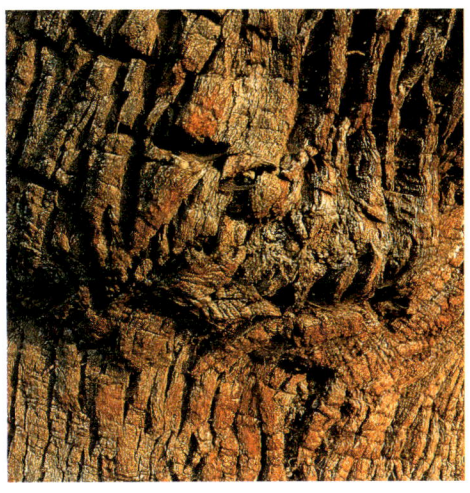

– Umschläge mit der gut hautverträglichen Eichenrinde können Sie probieren, wenn die oben angeführten Maßnahmen mit Hamamelis nicht erfolgreich sind. Eichenrinde ist zur Linderung von Hautentzündungen, Juckreiz, Afterekzem, entzündlichen Hämorrhoiden und Krampfadern angezeigt, aber auch bei wunden Babypopos geeignet. Man legt mit der lauwarmen Eichenrindenabkochung getränkte Kompressen auf.

Eichenrindenabkochung: 1–2 EL zerkleinerte Rinde mit $\frac{1}{2}$ l Wasser 15 Minuten auf kleiner Flamme köcheln lassen, abseihen und die abgekühlte Flüssigkeit für Umschläge verwenden.

– Die Kamille ist eine altbewährte Heilpflanze, die in Form von Umschlägen bei allen entzündlichen Hauterkrankungen angewendet werden kann und oftmals schwächeren Kortisonpräparaten ebenbürtig ist. Bereiten Sie hierfür einen Aufguß: 3–4 TL Blüten mit $\frac{1}{4}$ l kochendheißem Wasser übergießen und 10 Minuten zugedeckt ziehen lassen. Mit dem abgekühlten Sud getränkte Umschläge mehrmals täglich auf die betroffene Stelle legen. Bei hartnäckigen Entzündungen empfehlen sich Umschläge von Hamamelis oder Eichenrinde im Wechsel mit Kamille.

– Nachtkerzenöl und Borretschöl lindern und pflegen bei allergischen Hautbeschwerden, zuweilen auch bei Neurodermitis. Beide können sowohl innerlich als Kapseln wie auch äußerlich in Salbenform angewendet werden. Präparate gibt es im Fachhandel.

– Auch Dulcamara (Bittersüß) und Cardiospermum (Ballonrebe) haben sich in der Ekzembehandlung bewährt. Präparate erhalten Sie im Fachhandel.

Eichenrinde ist ein bewährtes Hausmittel bei akuten Hautentzündungen.

Nicht infektiöse Hauterkrankungen

Darunter versteht man alle Hautkrankheiten, die nicht durch Bakterien, Viren oder Pilze ausgelöst werden. Allerdings siedeln sich Erreger vornehmlich auf geschädigter Haut und Schleimhaut an.

Akne

● Die durch Akne bedingten Hautveränderungen treten besonders an den talgdrüsenreichen Hautpartien im Gesicht, am Rücken und in der mittleren Brustregion auf. Leichtere Aknefälle äußern sich in Mitessern, stärkere durch eitergefüllte Bläschen (Pusteln). Fast immer ist der Talgfluß vermehrt. Die Haut ist fettig und glänzend, besonders in den mittleren Gesichtspartien.

Akne tritt vor allem bei Jugendlichen in der Pubertät auf.

▶ Bei Akne handelt es sich um eine häufige Hautkrankheit, die vor allem bei jungen Menschen in der hormonellen Umstellungszeit der Pubertät auftritt. Gelegentlich beginnt sie auch schon vorher und erreicht dann ihren Höhepunkt während der Entwicklungsphase. Bekannt ist heute, daß das männliche Hormon Testosteron und eines seiner Abbauprodukte durch Steigerung des Talgflusses bei der Entstehung von Akne mitwirken. In der Pubertät wird Testosteron vermehrt gebildet, wobei nicht nur der Blutspiegel dieses Hormons allein, sondern auch sein anteilsmäßiges Verhältnis zu den weiblichen Sexualhormonen sowie die Empfindlichkeit der Hormonrezeptoren eine Rolle spielen. Auch seelische Einflüsse sind bei der Entstehung von Akne von Bedeutung. Darauf deuten manche wohl hauptsächlich psychisch bedingte Aknefälle im Erwachsenenalter hin. Weitere mögliche Auslöser sind Medikamente und Chemikalien.

Dampfbäder mit Hamamelis lassen Aknepusteln schneller abheilen.

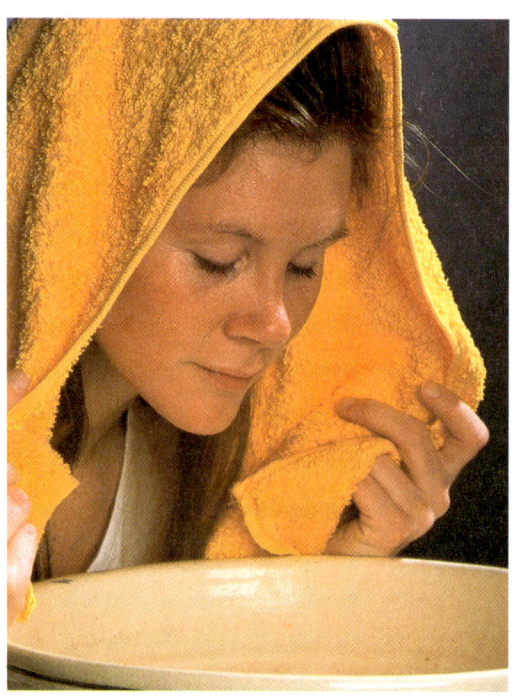

– Reinigung von innen durch einen stoffwechselanregenden und ausscheidungsfördernden Tee, der kurmäßig über 3 Wochen eingenommen werden sollte.

Je 25 g Stiefmütterchenkraut, Löwenzahnwurzel sowie je 20 g Hamamelisblätter, Brennesselblätter und Erdrauchkraut mischen und 1–2 TL davon mit $\frac{1}{4}$ l kochendheißem Wasser überbrühen. Den Aufguß 5–10 Minuten ziehen lassen, dann abseihen. 3mal täglich 1 Tasse ungesüßt und schluckweise nach den Mahlzeiten trinken.

Allgemeine Maßnahmen bei Akne

- Die meist überfettige Haut sollte mit einem milden entfettenden Waschmittel gewaschen werden. Waschlappen und andere Reinigungsmittel täglich wechseln.
- Nicht mit den Fingern an den Pickeln im Gesicht herumdrücken! Durch selbst ausgedrückte Mitesser kommt es häufig zur Bakterienübertragung oder einer Verstärkung der Entzündung durch Hineindrücken des Talgs in die Umgebung des Follikels. Qualifizierte Fachkräfte arbeiten mit der richtigen Technik: Aufweichen der Haut durch feuchte Kompressen und sachgerechte Desinfektion.
- Zur Pflege keine fetten Salben verwenden. Günstig sind Lotionen oder Gesichtswässer (Rezeptur siehe oben) oder auch Kompressen mit Hamamelissud, die zusammenziehend und entzündungswidrig auf die Haut wirken. Auch Gesichtsdampfbäder mit Hamamelis helfen.
- Oft nützt eine maßvolle UV-Bestrahlung.
- Verschlechtert sich Akne nach dem Genuß bestimmter Nahrungsmittel (tierische Fette, Milch, Schokolade, Schinken), sollte man deren Verzehr einschränken. Auch jodhaltige Nahrung (Meeresfische) kann Akne verstärken.
- Genußgifte wie Alkohol oder Nikotin wirken meist verschlechternd.

Oft bringt bei Akne eine rein äußerliche Therapie nicht den gewünschten Erfolg. In der Naturheilkunde werden daher zusätzlich stoffwechselanregende und entgiftende Maßnahmen innerlich angewendet.

- Oftmals hat eine abwechslungsreiche obst- und gemüsereiche Vollwertkost einen günstigen Einfluß.
- Sinnvoll ist meist jede Form sportlicher Aktivität.
- Mögliche seelische Probleme sollten mit einer Person des Vertrauens besprochen und aufgearbeitet werden. Bei fehlender Besserung ist hier eine fachtherapeutische Behandlung ratsam.

Schwere Akneformen verbieten eine Selbsttherapie. Bei stark entzündlichen Formen kann auch der Einsatz von Antibiotika notwendig werden.

– Zur Reinigung des Gesichts verwenden Sie einen Hamamelisaufguß (siehe Seite 40). Das Gesicht anschließend vorsichtig trockentupfen. Auch Gesichtsdampfbäder mit Hamamelis-, Salbei- oder Schafgarbenaufguß sind zur Reinigung geeignet.

Geben Sie dafür 1–2 EL der jeweiligen Pflanze in 1 l kochendes Wasser. 5–10 Minuten lang das Gesicht über den Dampf halten. Bekommt Ihnen das Dampfbad, können Sie es täglich durchführen. Danach zum Porenschließen ein Hamamelisgesichtswasser verwenden, zur Pflege ein Präparat auf Hamamelisdestillatbasis.

Analekzem (perianale Kontaktdermatitis)

● Die Analhaut ist gerötet, feucht und glänzend, an manchen Stellen auch erhaben. Bei chronischen Ekzemen kommt es zur Verdickung und Schuppung der Haut.

▶ Es handelt sich um keine eigenständige Krankheit, sondern um ein Symptom. Analekzeme sind aber oftmals schwer therapierbar, weshalb sie an dieser Stelle gesondert besprochen werden. So häufig und lästig sie sind, so häufig werden sie aus Gründen der Peinlichkeit lange verschwiegen, so daß sie beim Arztbesuch vielfach schon in die chronische, schwer therapierbare Form übergegangen sind.

Genieren Sie sich nicht, mit einem Analekzem zum Arzt zu gehen. Nur rechtzeitige Therapie kann verhindern, daß ein Ekzem chronisch wird.

Wichtig ist eine eindeutige Diagnose, da die Ursachen für diese Ekzemart von Abführmittelmißbrauch bis Rektumtumor reichen können. Handelt es sich um ein allergisch bedingtes Kontaktekzem, muß das auslösende Allergen herausgefunden werden. Dabei kann es sich auch um Salbeninhaltsstoffe oder Kortikoide handeln.

Die Ursache muß aber nicht allergischer Natur sein, da jede Haut früher oder später an einem Kontaktekzem erkranken kann, wenn eine bestimmte Substanz nur lange genug und in hoher Konzentration auf sie einwirkt. Die Sensibilisierung der Haut wird begünstigt:

■ durch häufige Waschungen mit alkalischen Seifen, die den Oberflächenfettfilm und Säureschutzmantel der Haut schädigen
■ durch die schlechte Wärmeregulation und die Empfindlichkeit der Haut in Anusnähe, wodurch sie ohnehin besonders anfällig für die Entstehung eines Ekzems ist
■ durch schlechte Analhygiene
■ durch Übergewicht.

60

Leiden Sie an einem Analekzem, sollten Sie sich im Analbereich nicht zu häufig mit Seife waschen und keine feuchten Tücher verwenden. Die Reinigung erfolgt am besten durch vorsichtiges Abtupfen mittels eines in lauwarmem Wasser getränkten Wattebausches, anschließend gut abtrocknen.

Salben sind nach klinischen Studien nicht für die langfristige Behandlung eines Analekzems geeignet, da sie Wasser-in-Öl-Emulsionen sind, die die Haut abdecken und dadurch die Abdunstung der Haut verhindern und die Wärmeregulation verschlechtern. Als Folge treten wesentlich rascher allergische Sensibilisierungen auf.

Bei Analekzemen sind Lotionen besser geeignet als Salben.

Krankheiten im Analbereich sind oft sehr therapieresistent, so daß meist eine langfristige Behandlung erforderlich ist.

Zur Therapie eignen sich am besten Fertigpräparate auf Hamamelisdestillatbasis, wie Anal-Gen-Lotion/Deskin-Basic-Lotion oder Proctalgen-Lösung/Deskin-Lösung (siehe Seite 108), die einfacher in der Handhabung sind als feuchte Umschläge mit Hamamelissud. Zwischendurch Hamamelissitzbäder durchführen (siehe Seite 41).

In einer Studie zur Anwendung der Hamamelislösung Proctalgen-Lösung/Deskin-Lösung bei Perianaldermatitis, Analdermatitis und Analekzem wurden nach 6 Wochen 80 Prozent der Patienten als geheilt oder deutlich gebessert beurteilt.

Austrocknungsekzem (Trockenflechte)

Man spürt Brennen und oft quälenden Juckreiz, besonders nach dem Baden oder Duschen. Ohnehin talgdrüsenarme Bezirke, wie Arme, Beine und die seitlichen Rumpfpartien, sind besonders stark betroffen. Austrocknungsekzeme treten im Winter häufiger als im Sommer auf, da sich in der Wärme und durch das Schwitzen der bei trockener Haut nur spärlich vorhandene Talg besser auf der Hautoberfläche ausbreiten kann.

Menschen mit trockener Haut sind besonders anfällig für Trockenflechten.

Anfällig für nicht allergisch bedingte Austrocknungsekzeme sind Menchen mit trockener, empfindlicher Haut. Besonders häufig sind ältere Menschen, Menschen mit Ekzemneigung, wie Neurodermitiker, und Kleinkinder betroffen. Aber im Grunde kann jeder mit einem Austrocknungsekzem reagieren, der sich zu intensiv und häufig mit aggressiven Reinigungspräparaten wäscht. Ebenso ungünstig kann sich übermäßiges Duschen auswirken, da das natürliche Hautfett mit Wasser (besonders mit warmem oder heißem) weggespült wird. Der Haut gelingt es nicht, bis zum nächsten Waschen den Fettmantel wieder herzustellen. Ölbadezusätze und rückfettende Präparate können dabei den wertvollen Hauttalg nicht gänzlich ersetzen.

◆ Die geeignete Reinigung und Pflege der Haut sind beim Austrocknungsekzem gleichzeitig Vorbeugung und Therapie. Wichtigste Maßnahme ist, die Häufigkeit und Intensität der Reinigung nach dem Hauttyp und dem Verschmutzungsgrad zu richten. Benutzen Sie bei trockener Haut außerdem rückfettende Präparate.

Bei trockener Haut nicht zu häufig und zu heiß duschen und waschen. Dadurch trocknet die Haut noch mehr aus.

Duschen und Waschen Sie sich mit kühlerem Wasser, das spült weniger Talg aus der Haut als warmes oder heißes. Reiben Sie sich beim Abtrocknen nicht zu kräftig ab. Fetten Sie trockene Haut nach dem Reinigen mit einer milden Fettcreme ein.

Bei ausgeprägten Ekzemen können zur akuten Entzündungslinderung Hamamelisumschläge angewendet werden, auch ein maßvoll fettendes Hamamelispräparat (Lipo-Lotion) ist geeignet.

Kontaktekzem

● Rötung, Schwellung, Juckreiz, Bläschen- bis Blasenbildung, Nässen und Krustenbildung sind mögliche Symptome. Siehe auch Seite 53.

▶ Das Kontaktekzem gehört zu den häufigsten Hauterkrankungen. Es entsteht, wie der Name schon sagt, nach dem Kontakt der Haut mit einer allergieauslösenden oder reizenden Substanz.

Ein Kontaktekzem ist meist eine Überreaktion des Körpers auf allergisierende Stoffe.

Ein Großteil der Reaktionen ist dabei allergischer Natur. Sie äußern sich nach dem Kontakt mit der allergisierenden Substanz, etwa einem duftstoffhaltigen Kosmetikum oder nickelhaltigen Schmuck, meist innerhalb von 12–48 Stunden an den Berührungsstellen mit einer Entzündung. Spezialisierte Immunzellen sind für diese Allergie verantwortlich. Die Reaktion kann aber auch erst nach vorausgegangener jahrelanger Sensibilisierung, zum Beispiel durch Reinigungsmittel, auftreten. Nahezu jeder natürliche oder synthetische Stoff kann eine allergische Überreaktion verursachen.

In manchen Fällen können auch mit der Nahrung aufgenommene Stoffe das wiederholte Auftreten eines allergischen Ekzems auslösen (etwa Nickelsulfat in pflanzlicher Nahrung, wie Hülsenfrüchten oder Kakao, bei einer zuvor aufgetretenen Nickelallergie).

Die Suche nach der allergieauslösenden Substanz erinnert oftmals an die Suche nach der Nadel im Heuhaufen. Einen Hinweis dafür kann der Ort geben, wo das Ekzem auftritt, etwa das Gesicht (Kosmetika, Rasierwasser), die Hände (Wasch- und Reinigungsmittel, Pflanzenallergene, Zement), die Achselhöhlen (Deodorants) oder die Füße (Gerbprodukte im Leder).

Wichtigster Rat: Haben Sie den Allergieauslöser gefunden, sollten Sie das Allergen konsequent meiden.

PHOTOTOXISCHE KONTAKTEKZEME sind seltenere allergische Reaktionen, die nur auftreten, wenn eine Substanz, die selbst keine allergische Hautreaktion auslöst, vom Sonnenlicht bestrahlt wird. Vor allem Seifen und Kosmetika, die ätherisches Bergamottöl enthalten, sind als Auslöser bekannt, auch verschiedene Heilpflanzen wie Johanniskraut und Buchweizen. Ein weiteres Beispiel für eine phototoxische Hautreaktion ist die sogenannte Wiesengräserdermatitis, die sich durch UV-Bestrahlung nach Kontakt mit cumarinhaltigen Pflanzen (wie Wiesenlabkraut oder Ruchgras) entwickelt.

Gehen Sie nach Anwendung von bergamottölhaltigen Präparaten nicht in die Sonne. Es könnte zu phototoxischen Hautreaktionen kommen.

ABNUTZUNGSEKZEM ODER KUMULATIV-TOXISCHES EKZEM nennt man das nichtallergische Kontaktekzem. Es entsteht durch den oft jahrelangen Gebrauch reizender Substanzen, beispielsweise von Putz- und Spülmitteln, Desinfektionsmitteln, Lacken, stark entfettenden Seifen, aber auch pflanzlichen Stoffen. Die Haut wird zunächst noch durch die Hornschicht in der Oberhaut vor den toxischen Substanzen geschützt. Bei langandauerndem, ständigem Gebrauch läßt die Abwehrfunktion der Hornschicht jedoch nach, die Haut wird rauh, trocken und rissig. Die Hautschädigung dient dann als Basis für weitere Erkrankungen, auch echter allergischer Kontaktekzeme. Besonders wichtig ist hier die richtige Hautpflege, um die meist geschädigte Schutzschicht der Haut wiederherzustellen.

Allgemeine Maßnahmen und die Möglichkeiten einer naturheilkundlichen Behandlung mit Hamamelis und anderen Arzneipflanzen entsprechen den Maßnahmen für ekzematöse Hauterkrankungen (siehe Seite 53–57).

● Symptome ▶ Hintergrund ◆ Behandlung

Nesselausschlag (Quaddelsucht, Urtikaria)

● Innerhalb weniger Minuten werden als allergische Sofortreaktion Histamin und ähnlich wirkende Substanzen aus bestimmten Zellen (Mastzellen) freigesetzt, was zu Gefäßerweiterung (Hautrötung), Flüssigkeitsaustritt ins Gewebe (Schwellung) und Juckreiz führt. Es zeigen sich kleinere und größere gerötete Quaddeln, manchmal auch am ganzen Körper. In schweren Fällen kann es auch zu ausgeprägten allergischen Reaktionen mit Kreislaufstörungen oder einer Schwellung der Gesichtshaut, etwa der Augenlider, Lippen und Schleimhäute (Kehlkopf!), kommen. Unverzügliche ärztliche Behandlung ist in diesem Fall dringendst erforderlich.

Haben Sie die Allergieauslöser identifiziert, müssen Sie diese Stoffe unbedingt meiden.

▶ Der Nesselausschlag ist ein Beispiel für eine allergische Sofortreaktion der Haut nach Aufnahme eines unverträglichen Medikaments, wie Penizilline, Sulfonamide, Abführmittel, Schlaf- oder Schmerzmittel, eines Kosmetikums, Nahrungsmittels oder einer anderen allergieauslösenden Substanz.

Weitere mögliche Verursacher für diesen Ausschlag sind Infekte, Wärme, Kälte, Scheuer- und Druckstellen der Haut und Streß.

◆ Wichtigstes Ziel ist, den Auslöser aufzuspüren. Zu lindernden Maßnahmen, wie Hamamelisumschlägen, siehe Seite 53–57.

Neurodermitis (endogenes Ekzem)

● 2–3 Millionen Menschen in der Bundesrepublik Deutschland leiden unter Neurodermitis – mit zunehmender Tendenz, besonders unter Kindern. Zu den Symptomen gehören Rötung, Schuppung, Juckreiz und Verdickung der Haut, das wichtigste Symptom ist allerdings der oft quälende Juckreiz. Kennzeichnend für Neurodermitis ist ein chronischer Verlauf, wobei sich kürzere oder längere Krankheitsintervalle mit nicht selten massiven Beschwerden mit Intervallen völliger Beschwerdefreiheit abwechseln können.

Neurodermitis liegt meist eine vererbte Überempfindlichkeit auf bestimmte Stoffe zugrunde.

▶ Die Neurodermitis ist eine Hauterkrankung, die auch als endogenes Ekzem oder Neurodermitis atopica bezeichnet wird. Die Ursache der Erkrankung liegt primär in einer erblichen Überempfindlichkeit (Atopie) des Immunsystems auf verschiedene Stoffe. Diese Überempfindlichkeit kann sich in Heuschnupfen, Asthma, Bindehautentzündung oder eben Neurodermitis ausdrücken. Oftmals liegen neben der Neurodermitis gleichzeitig Heuschnupfen (zu 11 Prozent), allergisches Asthma (zu 17 Prozent) oder Nahrungsmittelallergien vor. Ist ein Elternteil Neurodermitiker, liegt die Erkrankungswahrscheinlichkeit für Kinder bei zirka 30 Prozent, leiden beide Elternteile darunter, erkranken statistisch gesehen 60 Prozent der Kinder. Der Krankheitsbeginn liegt meist im Kindesalter. Neurodermitiskinder sind oft unruhig und nervös, was zu vermehrtem Kratzen führt, das wiederum den Juckreiz steigert.

Für einen Neurodermitiker ist es wichtig, die individuellen auslösenden oder verschlechternden Faktoren zu kennen und zu berücksichtigen – beispielsweise Umweltallergene wie Hausstaubmilben oder Tierhaare, Erkältungen, ungünstige klimatische Faktoren (Kälteeinbruch, trockene Heizungsluft), bestimmte Nahrungsmittel (Kuhmilch, Zitrusfrüchte, Hühnereiweiß, Schokolade), unsachgemäße Hautreinigung und -pflege, »Schulstreß« und seelische Probleme.

Neben dem Versuch der Beschwerdelinderung durch örtlich aufgebrachte Präparate stehen in der Therapie die Ernährung, die Psychotherapie und die Beachtung verschiedener Umweltfaktoren im Vordergrund. Sehr günstigen Einfluß auf die Ekzeme haben oft Aufenthalte im Hochgebirge (über 1500 Metern), im südlichen Meeresklima und an der Nordsee. Gut wirken in verschiedenen Fällen auch bestimmte Lichttherapien.

Da der Neurodermitis eine erbliche Veranlagung zugrunde liegt, sind Rückfälle auch nach Ausheilung eines Ekzems häufig. Aus diesem Grund sind vorbeugende Maßnahmen besonders wichtig:

- Zurückhaltende Reinigung und sorgfältige, rückfettende Hautpflege. Nützlich sind dabei rückfettende Ölbäder (für Kinder beispielsweise 1 Tasse Milch mit 1 EL naturbelassenem Olivenöl vermengen und in das Badewasser geben).
- Häufiges Duschen und Waschen mit scharfen Dusch- oder Badezusätzen meiden, da der ohnehin nur spärlich vorhandene Talg weggespült wird. Auch schädigen alkalische Seifenlösungen den Säureschutzmantel der Haut (pH-Wert der Haut liegt im sauren Bereich).
- Oft nützt auch eine morgendliche kalte Dusche. Sie bewirkt die Ausschüttung körpereigenen Kortisons aus der Nebennierenrinde, was den Krankheitsverlauf günstig beeinflussen kann.

Neurodermitis ist häufig mit anderen Allergien gekoppelt.

Duschen Sie morgens kalt. Das dadurch produzierte körpereigene Kortison kann den Heilungsverlauf unterstützen.

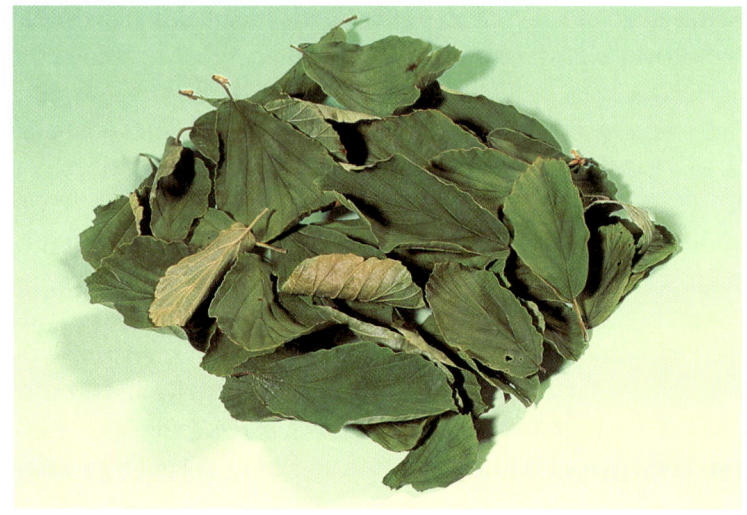

Getrocknete Hamamelisblätter, die Grundlage für Teeaufgüsse.

In 1991 durchgeführten Studien der Universität Hamburg wurde Hamamelis mit chemischen Nichtkortikoiden, wie Bufexamac®, verglichen. Es konnte eindeutig die gute bis sehr gute Wirksamkeit von Hamamelisextrakt nachgewiesen werden. Auch bei Neurodermitispatienten, die bereits 10 Jahre an dieser Krankheit litten, konnte bei etwa der Hälfte der Fälle je nach Symptom eine deutliche, fast 50%ige Besserung festgestellt werden, wobei schuppende Haut am stärksten beeinflußt wurde.

Vorteil von Hamamelis gegenüber chemischen Nichtkortikoiden ist, daß Überempfindlichkeiten nahezu unbekannt sind. Aus diesem Grund wird dem Hamamelispräparat in der Studie auch der Vorzug gegeben. Besonders gut verträglich sind Pflanzendestillate, die einen rückfettenden Anteil enthalten sollten. Hamamelisrezepturen und Präparate finden Sie auf Seite 53−57 und Seite 108.

Milchschorf

Mit Hamamelis läßt sich sogar Neurodermitis, die seit 10 Jahren besteht, behandeln.

● Er ist die erste mögliche Manifestierung einer Neurodermitis. Milchschorf tritt meist im ersten Lebensjahr des Säuglings auf und erstreckt sich besonders auf das Gesicht und die behaarte Kopfhaut. Kennzeichnend sind schuppig-krustige Auflagerungen auf der Kopfhaut, der Stirn und den Wangen.

66

Oftmals können die Beschwerden mit Hamameliszubereitungen ◆
gelindert werden (siehe Seite 53–57).

Zuweilen hilft auch Stiefmütterchentee, äußerlich als Waschung
oder 3mal täglich 1 EL im Fläschchen zum Trinken. 1 TL Kraut mit
kochendem Wasser übergießen und 10 Minuten ziehen lassen.

Psoriasis (Schuppenflechte)

Hier ist in den betroffenen Herden die Zellteilung der Oberhaut um ●
das Vierfache gesteigert. Es kommt zur Verhornung der Oberhaut,
zur Schuppung (Name!) und zur Entzündung der Lederhaut. Cha-
rakteristisch sind umschriebene Herde mit einer silbrig glänzenden
Schuppung auf gerötetem Grund. Manchmal sind die Hauterschei-
nungen auch unauffällig, etwa nur unter einem Nagel oder als kleiner einzelner Herd am Kopf oder Ellenbogen zu sehen, oft treten
aber auch mehrere Herde auf, beispielsweise an den Streckseiten der
Knie- und Ellenbogengelenke. Unangenehm ist der Befall der Kopfhaut, da sich die Schuppen hier oft nur schwer lösen.

Faktoren, die eine ruhende Psoriasis auslösen

- Mechanische Reize wie Druck (Ellenbogen), Reiben, Verlet-
  zungen sowie Klimaeinflüsse
- Zu intensive Strahleneinwirkung (UV-Strahlen – Sonnen-
  brand!, Infrarotstrahlung, Röntgenstrahlen)
- Allergieverursachende Stoffe
- Hautkrankheiten durch Bakterien oder Pilze, Infektionen
- Übermäßiger körperlicher oder seelischer Streß
- Alkohol
- Infektionen sowie innere Krankheiten, beispielsweise der
  Leber, Übergewicht und Gewichtszunahme
- Falsche Ernährung (ungünstig sind oft tierische Fette, zuviel
  Fleisch, Zitrusfrüchte, fetthaltige Süßigkeiten)
- Verschiedene Medikamente, wie Resochin (gegen Malaria),
  Allopurinol (gegen Gicht), Goldsalze (gegen Rheuma) oder
  Beta-Blocker (bei Bluthochdruck)

Bisher ist noch nicht genau bekannt, wodurch Schuppenflechte ausgelöst wird.

▶ In der westlichen Welt leiden 1–2 Prozent der Menschen unter Psoriasis, wobei die nicht ansteckende Hautkrankheit in nördlichen Breitengraden häufiger anzutreffen ist als in südlichen. Ihre eigentliche Ursache ist noch nicht bekannt, gesichert ist eine gewisse Vererblichkeit. So liegt die Wahrscheinlichkeit für Kinder, Psoriasis zu bekommen, wenn ein Elternteil erkrankt ist, bei 10–20 Prozent, wenn beide Eltern erkrankt sind, bei 50 Prozent.

Psoriasis tritt meist lebenslang in Schüben auf und belastet die Patienten psychisch oft schwer. Symptomfreie Intervalle können aber mitunter jahrelang anhalten.

◆ Die Therapie ist oft außerordentlich schwierig, so daß viele Patienten schon eine Odyssee an Arzt- und Heilpraktikerbesuchen hinter sich haben. Daher können in diesem Rahmen nur einige wichtige Hinweise und Tips für lindernde Maßnahmen gegeben werden:

- Streßabbau, Entspannung
- Sonnenlicht (im therapeutisch abzusprechenden Maß)
- Morgendliche kalte Dusche, denn dadurch wird vom Körper aus den Nebennieren Kortison ausgeschüttet, das zuweilen in der Lage ist, die Schuppenflechte »in Schach« zu halten
- Klimatherapie – im südlichen Meeresklima, im Sommer an der Nordsee oder im Hochgebirge (über 1500 Meter)
- Gute Hautpflege mit einem rückfettenden Präparat
- Bei Kopfschuppenflechte nicht Reiben oder Kratzen, das verhindert jeden Behandlungserfolg
- Hilfreich sind oft Frühjahrskuren (Brennessel, Löwenzahn) und Herbstkuren (Wacholder) mit Frischsäften aus der Apotheke oder dem Reformhaus
- Hamamelis ist zwar kein ausgesprochenes Antipsoriatikum, schafft aber nicht selten rasch Linderung, wobei sie von der Haut gut vertragen wird. Anwendbar sind Umschläge mit dem Teeaufguß und verschiedene Fertigpräparate (wegen der besseren Verträglichkeit vor allem Präparate auf Destillatbasis)
- Möglicherweise hilft die äußerliche Anwendung von *Mahonia aquifolium*, einer Berberitzenart, und Aloe vera. *Mahonia aquifolium* ist wie Hamamelis eine indianische Naturmedizin und wird dort bei Hauterkrankungen und Durchfällen verwendet.

Unterstützen Sie die Therapie durch Frühjahrs- und Herbstkuren mit Frischpflanzenpreßsäften.

Gute Erfolge bringt zuweilen eine dreiwöchige Heilteekur mit der südamerikanischen Sarsaparille-Wurzel (Gattung *Smilax*). Man setzt 1 EL der getrockneten Wurzel mit 1 l Wasser abends kalt an, am nächsten Morgen 20 Minuten auf kleiner Flamme köcheln lassen. Nach dem Abseihen die eine Hälfte gleich trinken, die andere am Abend kalt. Auf die Dosierung achten, Überdosierungen können zu Magenreizung führen.

Wenn Sie einen überempfindlichen Magen haben, sollten Sie Anwendungen mit Sarsaparille-Wurzeln nicht überdosieren.

Seborrhoisches Ekzem

● Bei dieser Ekzemart entstehen in talgdrüsenreichen Hautzonen (Gesicht, Kopfhaut, Brust) bräunlichrote, scharf begrenzte Herde mit fettiger Schuppung und mehr oder weniger starkem Juckreiz. Es kann ähnlich aussehen wie Schuppenflechte oder Neurodermitis.

◀ Unter Seborrhoe versteht man eine zumeist angeborene gesteigerte Talgproduktion, besonders am behaarten Kopf, im Gesicht (Augenbrauen, Nasenseiten) und im Bereich der vorderen und hinteren Schweißrinne. Seborrhoe begünstigt die Entstehung eines seborrhoischen Ekzems und von Akne.

Ursächlich liegt vermutlich eine Überempfindlichkeit gegen bestimmte Hautpilze zugrunde *(Pityrosporum ovale)*, die zur normalen Hautflora gehören und sich besonders in hautfettreichen Zonen vermehren.

◆ Ziel der Behandlung ist es, möglichst nebenwirkungsfrei Entzündung, Juckreiz und Schuppung zu mindern. Die Zaubernuß enthält Wirkstoffe, die dem wiederholten Auftreten seborrhoischer Hautleiden wirksam begegnen, da sie unter anderem gegen den Pilz *Pityrosporum ovale* aktiv sind. Hamamelisumschläge und Waschungen mit dem Sud haben daher oft recht gute Wirkung. Auch Fertigpräparate auf der Basis einer Lotion oder Scalp-Solution sind für die Behandlung seborrhoischer Ekzeme der Haut und Kopfhaut geeignet.

Konsequente Umstellung auf Vollwertkost unterstützt die Behandlung.

In einer Studie zur seborrhoischen Dermatitis der Kopfhaut wurden nach achtwöchiger Behandlungszeit mit Scalp-Solution (siehe Seite 109) 80 Prozent der Patienten als geheilt oder deutlich gebessert beurteilt.

● Symptome ▶ Hintergrund ◆ Behandlung

69

Umschläge mit der Rindenabkochung lindern juckende Ekzeme.

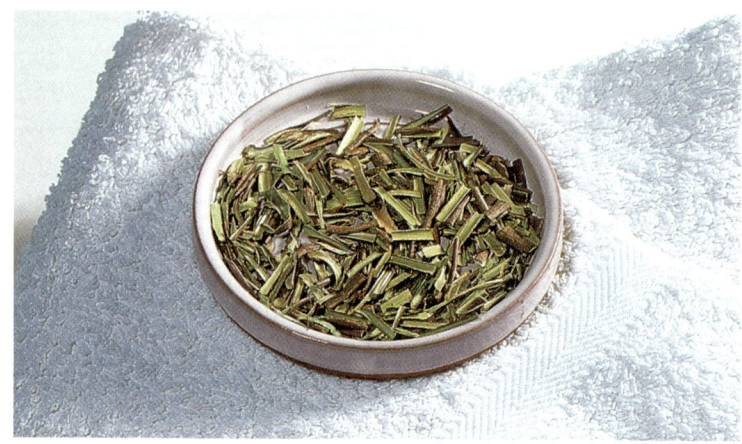

Unterschenkelekzeme

• Sie sind keine eigenständige Krankheit. Oft treten sie als Stauungsekzem bei Krampfadern auf. Die Beine sind dann meist gleichzeitig geschwollen. Weitere mögliche Ursachen sind Kontaktekzeme nach beispielsweise langzeitiger Salbenbehandlung oder ein Ekzem aufgrund zu trockener Haut. Aber auch bei Herzschwäche, Nieren- oder Lebererkrankungen können stauungsbedingt Unterschenkelekzeme entstehen. Hier steht die Behandlung der Grundkrankheit im Vordergrund.

Einfache Ekzeme am Unterschenkel können Sie mit Hamamelisumschlägen selbst behandeln.

◆ Zur Selbsttherapie bei einfachen Ekzemen oder nach Absprache mit Ihrem Therapeuten auch bei Geschwüren wirken Hamamelisumschläge oft lindernd.

Bei Stauungsekzemen ist die Haut meist besonders empfindlich, daher sollten Sie bei der Wahl eines Fertigpräparates besonders auf dessen Verträglichkeit achten (Präparate auf Destillatbasis). Bei trockener Haut rückfettende Pflegesalben bevorzugen (siehe auch »Austrocknungsekzem«, Seite 61).

Windeldermatitis

• Dieser Hautausschlag tritt bei Babys vor allem im Gesäßbereich und zwischen den Beinen auf und entspricht einem Kontaktekzem gegen Nässe und Reizung (durch Urin und Stuhl). Zugrunde liegen kann auch eine neurodermitische oder seborrhoische Veranlagung.

Windeldermatitis entsteht bei empfindlicher Haut durch
- Reizung mit Urin oder Stuhl
- Aufweichung und Quellung der Oberhaut durch windelbedingte feuchte Wärme
- Verbesserte Wachstumsbedingungen für krankmachende Erreger (besonders Hefepilze der Gattung *Candida*, aber auch Bakterien)
- Austrocknung der Gesäßhaut

Eine Windeldermatitis ist besonders bei Neurodermitiskindern oft durch einen Candidapilzbefall überlagert.

Wichtig ist hier, die Windeln häufig zu wechseln, damit Urin und Stuhl die empfindliche Gesäßhaut des Säuglings nicht schädigen können.

Hat Ihr Baby im Windelbereich einen Ausschlag, sollten Sie die Windeln häufiger wechseln, auch wenn es noch nicht nötig wäre.

Achten Sie zusätzlich auf sorgfältige Säuberung der Haut ohne Seife (bei trockener Haut mit ölhaltigen Präparaten). Nach dem vorsichtigen Trockentupfen kann die Haut im Windelbereich noch leicht gefönt werden.

– Hilfreich sind Bäder und Umschläge mit den gerbstoffhaltigen Hamamelisblättern (siehe Seite 41) und die Anwendung von wäßrigen Lösungen und Lotionen. Salben und Cremes sind nicht geeignet.

– Zuweilen lindern auch Umschläge mit Eichenrinde. 2 TL Rinde mit $\frac{1}{4}$ l Wasser 10 Minuten köcheln lassen, abseihen und auf Körperwärme abkühlen lassen. Auf die betroffene Stelle mit dem lauwarmen Aufguß getränkte Kompressen auflegen.

Im Bereich der Windel reagiert die zarte Haut sehr empfindlich auf reizende Stoffe.

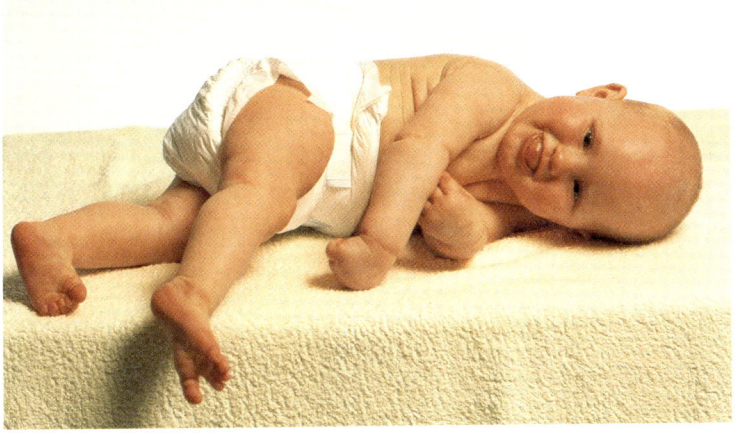

Hautinfektionen durch Bakterien, Viren und Pilze

Ihre Abwehr-
kräfte können
Sie durch eine
gesunde Lebens-
weise unter-
stützen.

Ist der natürliche Schutz der Haut oder Schleimhaut zerstört, können Erreger in den Körper eindringen. Dies kann im Bereich von Verletzungen oder vorentzündeter Haut sein, etwa bei Akne oder Ekzemen. Um sich im Körper zu vermehren, müssen die Keime das Immunsystem überwinden. Zur Vorbeugung von Infektionen sind deshalb alle Maßnahmen wichtig, die die Abwehrkräfte stärken.

Abszeß

- Bei einem Abszeß handelt es sich um eine umschriebene eitrige Entzündung. Es kommt dabei zur Einschmelzung von Gewebe, wobei ein Hohlraum entsteht, der sich mit Eiter füllt. Der betroffene Hautbereich ist geschwollen, verdickt, gerötet und schmerzhaft.
- Verursacher ist meist das Bakterium Staphylokokkus.
- Ist die Entzündung nicht sehr stark, kann man sie durch verschiedene naturheilkundliche Maßnahmen lindern und das »Reifen« des Abszesses beschleunigen, so daß der Eiter abfließen kann.

Will man die Entzündung eines bereits offenen Abszesses bessern, muß ein keimfreier Wundverband angelegt werden. Um zu verhindern, daß zusätzliche Keime in die Wunde gelangen, für Umschläge nur abgekochtes oder destilliertes Wasser verwenden.
– Zur Linderung der Entzündung tränken Sie Kompressen mit Hamamelisabkochung oder Kamillenaufguß, eventuell im Wechsel. Rezepturen finden Sie auf Seite 41 und 57.
– Eine Abkochung mit gemahlenem Leinsamen beschleunigt das »Reifen« des Abszesses: 100 g leicht gequetschte Samen in $\frac{1}{2}$ l Wasser 4 Minuten auf kleiner Flamme köcheln lassen. Dann in ein Leinensäckchen geben oder ein Leinentuch einschlagen. Mehrmals täglich etwa 20 Minuten einen gut warmen Umschlag auflegen, bis der Abszeß aufgeht. Haben Sie sehr trockene Haut, rühren Sie unter die erhitzten Leinsamen 1 TL Olivenöl.
– Bockshornkleeauflagen wirken bei vielen Menschen noch besser als Leinsamen zum »Aufweichen« und »Aufziehen« von Abszessen, Furunkeln und festen Geschwüren: 1 EL gemahlenen Bockshorn-

Bei zunehmender Hautrötung und fehlendem Ansprechen auf naturheilkundliche Maßnahmen sollten Sie rechtzeitig ärztliche Hilfe in Anspruch nehmen.

kleesamen mit abgekochtem Wasser zu einem dicken Brei verrühren. Den Brei auf ein Leinen- oder Mulltuch auftragen und warm mehrmals täglich für 20 Minuten auflegen. Selten kommt es bei Bockshornkleeauflagen zu allergischen Hautreizungen.

Nachdem sich der Abszeß geöffnet und der Eiter entleert hat, unbedingt einen keimfreien Wundverband anlegen, damit die Entzündung gut abheilen kann. Maßnahmen zur Entzündungslinderung wie oben angegeben durchführen.

Gürtelrose (Herpes zoster)

Das Varizellenvirus befällt meist einen einzelnen Nerv im Gesicht ●
oder am Rumpf (seltener an den Beinen), wobei es zu Bläschen auf geröteter Haut und oft starken Nervenschmerzen kommt.
Ursache ist eine Zweitinfektion mit dem Varizellenvirus, der auch ◀
Windpocken verursacht.
– Hamamelisumschläge oder hochdosierte Hamamelispräparate ◆
lindern, äußerlich angewendet, die Beschwerden.
– Auch Einreibungen mit Johanniskrautöl helfen zuweilen.
Wichtigste Begleitmaßnahme ist hier wie bei allen Viruskrankheiten die Stärkung des körpereigenen Abwehrsystems. Ein wichtiges Mittel ist dabei der Sonnenhut *(Echinacea purpurea)* sowie vitamin- und mineralstoffreiche Nahrung.
– Echinacin® maximal 2 Wochen lang einnehmen: Bei beginnendem Infekt 50 Tropfen, dann an den ersten 2 Tagen alle 2 Stunden 20–30 Tropfen, anschließend 3mal 30 Tropfen täglich.
– Als Alternative, aber auch zur Vorbeugung dient die folgende Mischung abwehrsteigernder Frischpflanzentropfen: 15 ml Echinaceatinktur, 10 ml Taigawurzeltinktur und 10 ml Thymiantinktur. Im akuten Fall 3mal täglich 25, zur Vorbeugung 20 Tropfen davon mit etwas Wasser verdünnt vor den Mahlzeiten einnehmen. Als Vorbeugungskur 4 Wochen lang durchführen.
– Zusätzlich sind wie bei jeder Infektion ausscheidungsfördernde Tees hilfreich, etwa ein grüner Hafertee: 1 EL Hafer mit $^1/_4$ l Wasser bei geringer Hitze 20 Minuten köcheln lassen und die Menge über den Tag verteilt trinken. Grüner Hafer wirkt nicht nur entwässernd, sondern auch allgemein kräftigend.

Grüner Hafertee fördert die Ausscheidung und wirkt kräftigend.

Hautpilze

● Besonders geschwächte Abwehrkräfte lassen eine Besiedlung mit Hautpilzen zu. Diese bevorzugen Hautstellen mit feuchtwarmem Milieu in Faltenbereichen, wie Achselhöhle und Leiste, zwischen den Zehen und im Anal- und Genitalbereich. Kennzeichnend ist oft eine scharf begrenzte, entzündliche Rötung der Haut und Juckreiz.

▶ Jeder dritte bis vierte Mensch trägt Pilze. Es handelt sich dabei um Sproßpilze der Haut (Dermatophyten) und Hefepilze (besonders Candida albicans), die verschiedene Erkrankungen der epidermalen Hornschicht, von Nägeln und Haaren auslösen können.

Allgemeine Ratschläge bei Hautpilzen

- Wichtigste Maßnahme, auch um einem Rückfall vorzubeugen, ist die Vermeidung von Wärme- und Feuchtigkeitsstau. Tragen Sie nur Kleidung aus atmungsfähigen Naturfasern und luftdurchlässige Schuhe (keine Schuhe aus Plastik oder mit Kunststoffinnensohlen).
- Bei Neigung zu vermehrtem Schwitzen sollten Sie einen antimykotischen Puder verwenden.
- Kleidungsstücke, die mit pilzbefallener Haut in Berührung gekommen sind, wie Socken, Unterwäsche, Handtücher und Waschlappen, täglich wechseln und nach Möglichkeit auskochen.
- Bei Fußpilz die Schuhe regelmäßig mit antimykotischem Puder oder Spray desinfizieren.
- Erkrankte, juckende Stellen nicht aufkratzen, um die Ausbreitung der Pilzsporen zu verhindern.
- Nach dem Waschen, Duschen oder Baden die befallenen Hautstellen, vor allem in den Faltenbereichen, sorgfältig trocknen.
- Vorbeugend sollten Sie auf eine Hautpflege mit alkalifreier Seife achten, um den Säureschutzmantel nicht zu zerstören, der die Haut vor Keimen schützt. Sowohl äußerlich als auch innerlich sollte das Immunsystem intakt sein.

Bei Juckreiz lindern Hamamelispräparate zuverlässig. Geben Sie einen Hamamelissud in das Badewasser (1 l Rinden- oder Blätterabkochung), legen Sie mit dem Sud getränkte Kompressen auf oder verwenden Sie Fertigpräparate (wäßrige Lösungen für den Kopf-, Anal- und Genitalbereich).

Besonders wichtig bei Pilzbehandlungen ist die ausreichende Behandlungsdauer sowie eine Nachbehandlung von 3–6 Wochen, da es sonst leicht zu einem Rückfall kommen kann.

Fußpilz

Man beobachtet ihn besonders häufig, da die Ansteckungsmöglichkeiten sehr groß sind: Schwimmbäder, Turnhallen, Duschen, Waschräume, aber auch zu enge Schuhe, synthetisches Schuh- oder Strumpfmaterial und Schweißfüße.

Es kommt bevorzugt zwischen den Zehen zu Rötung und Schuppung, oft zu unangenehmem Juckreiz. Der Befall breitet sich manchmal auch auf die Fußsohlen aus.

Ein tägliches Fußbad mit Hamamelis- und Salbeiblättern ist nützlich: Übergießen Sie dazu 3–4 EL der Kräutermischung (1:1) mit 1 l kochendem Wasser. 10 Minuten ziehen lassen, dann abseihen und soviel Sud in eine Wanne geben, daß der Fuß bis zum unteren Knöchelrand bedeckt ist. Die Füße 10 Minuten baden. Anschließend die Füße und besonders die Zehenzwischenräume gut trocknen. Dieses Fußbad hilft auch bei Fußschweiß.

Betupfen Sie außerdem mindestens 1 Woche lang 2–3mal täglich nach dem Füßewaschen oder Fußbad die befallenen Stellen mit einigen Tropfen des antimykotisch wirksamen Teebaumöls.

Hinter einem hartnäckigen Pilzbefall können sich auch ernste Krankheiten, wie AIDS und Diabetes, verbergen, die das Abwehrsystem schwächen. Dies sollte im Zweifelsfall unbedingt ärztlich abgeklärt werden.

Herpes simplex (Lippenbläschen)

Bei Herpes handelt es sich um einen virusbedingten Bläschenausschlag, der sehr schmerzhaft sein kann, meistens aber in wenigen Tagen abheilt. Es kommt zu Bläschen am Lippenrand, die jucken und brennen, wobei sich die Beschwerden auch auf die Mundschleimhaut, den Naseneingang und die Wangen ausdehnen können. Besonders lästig ist die Herpeserkrankung im Genitalbereich. Diese kann, wie der Lippenherpes, immer wieder ausbrechen.

● Symptome   ▶ Hintergrund   ◆ Behandlung

► Herpes simplex Typ I verursacht Lippenbläschen, Typ II Herpes-erkrankungen im Genital- und Analbereich. Die Übertragung erfolgt durch Tröpfcheninfektion beim Küssen oder anderen Spei-chelkontakt (Typ I) sowie durch Geschlechtsverkehr (Typ II). Die Erkrankung kommt meist bei einer momentanen Schwächung des Immunsystems zum Ausbruch.

Herpesviren kommen vor allem bei geschwächtem Immun-system zum Ausbruch.

Nach der Erstinfektion, die oft bereits im Kindesalter erfolgt, bleiben etwa 60 Prozent der einmal befallenen Menschen lebens-lang Virusträger. Die Viren liegen in Nervenknoten »auf der Lauer«, um bei verminderter Abwehrkraft, etwa bei einer Grippe, nach intensiver Sonneneinstrahlung, während der Monatsregel oder bei starken seelischen oder körperlichen Belastungen, wiederum aus-zubrechen und die typischen Bläschen hervorzurufen.

Gefährlich sind eine Ausbreitung der Herpesinfektion bei Neu-rodermitis, die durch Herpesviren hervorgerufene Hirnhautentzün-dung und die Allgemeininfektion des Neugeborenen.

◆ Bei Herpes hilft Hamamelis aufgrund seiner entzündungswidrigen, leicht antiviralen Wirkung. Die Anwendung geschieht je nach Ort des Herpesbefalls durch Spülungen, Kompressen und Umschläge mit Blätteraufguß oder Rindenabkochung und innerlich als Tee (siehe Seite 41 und 42).

Für die äußerliche Anwendung kann man die Umschläge statt mit Aufguß beziehungsweise Abkochung auch mit wäßrigen Fertig-präparaten bereiten. Besonders zu empfehlen sind Lotion oder Lipo-Lotion, die außer Hamamelisdestillat etwas antiviral wirksa-mes Melissenöl enthalten (siehe Seite 108).

– Häufig lindert auch das Auftragen von wenig antiviralem ätheri-schem Melissenöl in Johanniskrautöl (Mischung aus 20 Tropfen

Präparate auf Melissen-basis sind wirksam bei Lippenbläschen.

Melissenöl in 30 ml Johanniskrautöl) die Beschwerden. Nur reines Melissenöl verwenden, das allerdings teuer ist. Ein Fertigpräparat aus Melissenextrakt ist Lomaherpan®.

Wichtigste begleitende therapeutische Maßnahme ist die Kräfti-gung und Stärkung des Körpers sowie die Anregung des Immun-systems. Sonnenhut stimuliert dabei die körpereigene Abwehr (siehe »Gürtelrose«, Seite 73). Achten Sie außerdem besonders auf vitamin- und mineralstoffreiche Nahrung.

Folgende Maßnahmen helfen, einem Rückfall vorzubeugen beziehungsweise ein Aufflammen der Infektion zu verhindern:

- Körperliche Abhärtung
- Mögliche bekannte Auslösefaktoren meiden, wie intensive Sonneneinstrahlung (Lichtschutz), körperliche und seelische Überanstrengung
- Neurodermitiker sollten den Kontakt mit akut Herpeskranken meiden. Beim ersten Prickeln sofort ein wirksames Präparat anwenden. Innerliche Maßnahmen zur Abwehrstärkung ergreifen.

Ausgedehnte Sonnenbäder können einen Herpesausbruch begünstigen.

Intertrigo (Wundreiben)

Durch Schweißneigung bilden sich in Körperfalten (in Achselhöhlen, Gesäßfalten, im Geschlechts- und Analbereich, in der Leiste, unter den Brüsten) sogenannte »feuchte Kammern«, in denen sich Bakterien, zuweilen auch Candidapilze ansiedeln. Die befallenen Stellen jucken und brennen, sie sind stark gerötet mit scharfer Begrenzung und nässender Oberfläche.

Wichtig ist, sich ohne Seife zu waschen und einen mit Hamamelisrindenabkochung getränkten Gaze- oder Leinenstreifen zwischen die Hautfalten zu legen. In Körperfalten nur Fertigpräparate in Form wäßriger Lösungen anwenden, keine Salben oder Cremes.

Hautschäden durch äußere Einwirkung

Darunter sind alle Beeinträchtigungen der Haut zusammengefaßt, die durch äußerliche Faktoren entstanden sind, wie Verletzungen, tramatische Ereignisse oder wetterbedingte Einflüsse.

Wunden

Unter Wunden versteht man die Trennung zusammenhängender Gewebe unter Substanzverlust. Durch Hitze oder Kälte und chemische Stoffe verursachte Wunden weisen je nach Einwirkungsintensität unterschiedliche Grade an Gewebszerstörung auf.

Für die Wundbehandlung ist von fundamentaler Bedeutung, daß die Haut wie kaum ein anderes Organ in der Lage ist, sich zu regenerieren und aus eigener Kraft zu heilen.

● Symptome　▶ Hintergrund　◆ Behandlung　　　**77**

Allgemeine Wundversorgung

Jede ernsthafte, größere oder stark blutende Hautverletzung bedarf selbstverständlich ärztlicher Versorgung. Bei kleineren Wunden, Kratzern und Abschürfungen kann die Virginische Zaubernuß gute Dienste leisten. Aber auch hier sollten Sie bei einer Verschlimmerung der Entzündung einen Fachmann aufsuchen.

Vorbeugend sollten Sie Ihren Tetanusschutz durch eine Impfung auffrischen, wenn dies notwendig ist.

Grundsätzlich besteht bei jeder Wunde Infektionsgefahr. Kochen Sie daher das für die folgenden Rezepte benötigte Wasser 20 Minuten ab, um die Keime abzutöten. Benutzen Sie für Umschläge sterile, luftdurchlässige Kompressen, Pflaster oder Binden.

Da die Haut stets mit Keimen besiedelt ist, muß man das auch für jede Wunde annehmen. Die Keime werden aber in der Regel durch die Mechanismen der lokalen Abwehr unterdrückt.

◆ Hamamelis wirkt bei kleineren Wunden, besonders bei kleineren Stich- und Schürfwunden recht zuverlässig. Verwenden Sie für Kompressen eine lauwarme bis kalte Abkochung aus 1–2 EL Hamamelisrinde auf $1/_2$ l Wasser (10–15 Minuten köcheln lassen). Mehrmals täglich eine Kompresse auf die Wunde legen. Auch eher wäßrige Hamamelispräparate sind geeignet.

Umschläge mit wäßrigen Hamamelislösungen lassen Wunden schneller abheilen.

Belegt ist die gute Wirkung der Präparate Lotion und Lipo-Lotion der Firma BCL (siehe Seite 108) bei den sich häufig entzündenden Stichverletzungen nach Tätowierungen oder Piercing. Sie unterstützen auch die rasche Heilung der durch zahlreiche Einstiche strapazierten Fingerkuppen vieler Diabetiker, die dort mehrmals täglich Blut entnehmen müssen zum Messen des Blutzuckerspiegels.

Hautrisse und Mundwinkelrhagaden sowie rauhe und rissige Hände können ebenfalls mit Umschlägen mit Hamamelisabkochung behandelt werden. Meist sind hier Hamamelislotionen, -salben und -cremes besser geeignet.

78

Ebenfalls sehr wirksam bei schlecht heilenden Wunden, die kaum auf andere Heilmittel ansprechen, ist Sonnenhutextrakt oder verdünnte Sonnenhuttinktur. Den Sonnenhut, der bei uns vor allem als abwehrsteigerndes Mittel verwendet wird, verdanken wir wie die Hamamelis den nordamerikanischen Indianern. Man gibt $1/2$ EL der Tinktur auf $1/4$ l abgekochtes Wasser und tränkt damit Umschläge.

Ein altes Hausmittel bei Wunden, Schnittwunden und Geschwüren ist das feine Häutchen, das jede Schicht einer Speisezwiebel voneinander trennt; es ist ein ausgezeichneter antiseptischer Verband. Auf die Wunde legen, mit einer Gaze schützen und verbinden.

Auch der abwehrstärkende Sonnenhut ist eine traditionelle Heilpflanze der Indianer.

Frostbeulen

Frostbeulen entstehen nach wiederholter längerer Kälteeinwirkung. Sie sind unscharf begrenzt, am Rand zuweilen hell- bis dunkelviolett gefärbt und von teigiger Beschaffenheit. Die Oberhaut ist gespannt und glänzend. Frostbeulen jucken und schmerzen und neigen zur Blasenbildung und geschwürigen Öffnung.

Die adstringierende, entzündungshemmende, zusammenziehende Kraft von Hamamelis in Form von Umschlägen oder Fertigpräparaten ist oft hilfreich.

Insektenstiche

Sie werden in unseren Breiten meist durch Mücken, Bremsen, Bienen oder Wespen verursacht.

Mücken- und Bremsenstiche jucken heftig, röten sich, schwellen an, bei allergischer Veranlagung können auch Blasen entstehen.

Bienen- und Wespenstiche sind meist schmerzhafter und stärker geschwollen, oft juckend. Bei manchen Menschen können sie auch aufgrund einer Allergie lebensbedrohliche Zustände mit starken Schwellungen und schlechtem Allgemeinbefinden hervorrufen, die eine sofortige notfallmäßige ärztliche Behandlung erfordern. Menschen mit dieser Veranlagung ist eine Hyposensibilisierung nach eingehender allergologischer Beratung unbedingt anzuraten.

Bei Bienenstichen immer zunächst den Stachel entfernen. Auf allen Stichen Hamamelis in Form von Umschlägen mit einer Abkochung oder wäßrigen Fertigpräparaten anwenden.

Achtung bei allergischen Reaktionen auf Insektenstiche. Sie können lebensbedrohliche Zustände hervorrufen.

● Symptome ▶ Hintergrund ◆ Behandlung

Hilfreich bei Wespen- und Bienenstichen sind außerdem zwei ebenso einfache wie wirksame desinfizierende und abschwellende Hausmittel: Über den Stich frisch gepreßten Zitronensaft träufeln oder auf die Stichstelle eine aufgeschnittene rohe Zwiebel legen und mit einer Binde fixieren.

Rezept für ein Insektenöl: Je 25 Tropfen Lavendelöl und Teebaumöl in 100 ml Olivenöl geben und gut vermischen. Einige Tropfen davon auf die Stichstelle geben. Die Mischung wirkt oftmals auch insektenabwehrend und kann daher auf unbekleideter Haut vorbeugend angewendet werden.

Mit ätherischem Lavendelöl und Teebaumöl können Sie Insekten oftmals vertreiben.

Sonnenbrand

● Bei einem Sonnenbrand ist die Haut gerötet, geschwollen und brennt. In schweren Fällen kann es auch zu Fieber und Blasenbildung kommen.

▶ Sonnenbrand ist die Folge von kurzzeitiger, übermäßiger Sonneneinstrahlung. Dazu kommt es, wenn die Haut weder durch ausreichende Pigmentbildung noch Verdickung der Hornschicht (Lichtschwiele) auf die intensive Einstrahlung vorbereitet war. Neben der Strahlendosis spielt hier auch die individuelle Lichtempfindlichkeit eine wichtige Rolle. Rothaarige, grünäugige Menschen (keltischer Typ) und blonde, blauäugige Typen mit heller Haut bekommen leichter einen Sonnenbrand als dunkelhaarige.

Eine Quarkauflage wirkt kühlend bei Verbrennungen.

Langandauernde, kräftige Sonneneinwirkung über Jahre hinweg führt zu vorzeitiger Hautalterung mit rauher, faltiger und gelblicher Haut und verstärkt das Risiko, an Hautkrebs zu erkranken.

In erster Linie ist unvernünftiges Verhalten, wie zu lange und intensive Sonnenbäder und mangelhafter Lichtschutz, für die Entstehung der genannten Schäden verantwortlich. Die weltweite Reduzierung der Ozonschicht erhöht zudem die Gefahr einer schädigenden Einwirkung der Sonnenstrahlung. Achten Sie daher unbedingt auf ausreichenden Sonnenschutz und maßvollen Umgang mit der Sonne.

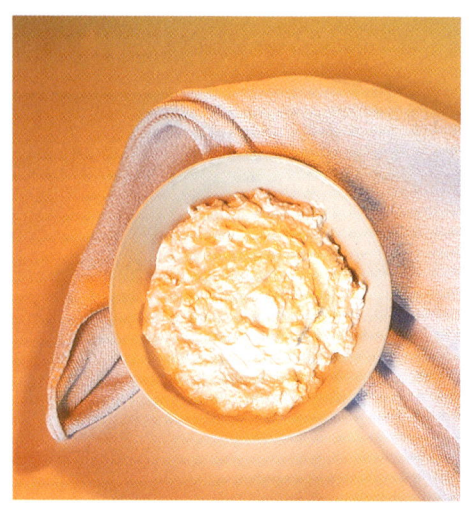

Dem Sonnenbrand vorbeugen

- Gewöhnen Sie die Haut langsam an die Sonne, frönen Sie nicht dem Sonnenkult.
- Gehen Sie nicht in der Mittagszeit von 11 bis 15 Uhr ohne Lichtschutz in die pralle Sonne.
- Wer starke Sonneneinstrahlung nicht vermeiden kann, sollte ein Sonnenschutzpräparat mit hohem Lichtschutzfaktor auf die unbedeckte Haut und die Lippen auftragen. Ohren, Nase, Lippen und Handrücken sind besonders zu berücksichtigen. Achten Sie dabei auf Schutz gegen UV-A- und UV-B-Strahlen.
- Tragen Sie das Lichtschutzpräparat 45 Minuten vor dem Sonnenbad gleichmäßig und in ausreichender Menge auf.

Denken Sie auch daran, daß der Sonnenschutz erneuert werden muß, nachdem Sie im Wasser waren.

Linderung bei leichtem Sonnenbrand bringt eine Quarkauflage: 250 g Quark mit $\frac{1}{2}$ Tasse Hamamelisblättertee (2–3 TL auf $\frac{1}{4}$ l Wasser als Aufguß) verrühren und für 10–20 Minuten in den Kühlschrank stellen. Anschließend auf ein Leinentuch streichen und dieses auf die geröteten Stellen legen. Diese Anwendung 2mal täglich 20–30 Minuten durchführen. Ebenso helfen Umschläge mit kühlem Hamamelistee oder wäßrigen Fertigpräparaten.

Verbrennung, Verbrühung

Je nach Stärke der Verbrennung unterscheiden sich die Symptome. Eine Verbrennung teilt man in folgende Grade ein:

Grad 1: Hautrötung, brennender Schmerz, eventuell Schwellung
Grad 2: zusätzlich Blasenbildung
Grad 3: Absterben des betroffenen Gewebes.

Sonnenbrand ist ein Beispiel für eine Verbrennung ersten oder zweiten Grades.

Unfälle im Haushalt sind die häufigsten Ursachen für Verbrennungen und Verbrühungen. Oftmals liegen bei einer Verbrennung meh-

● Symptome ▶ Hintergrund ◆ Behandlung

rere Grade gleichzeitig vor. Im Zweifelsfall sollte man immer einen Arzt aufsuchen. Großflächigere Verbrennungen und solche dritten Grades gehören unverzüglich in ärztliche Behandlung.

◆ Bei leichteren Verbrennungen und Verbrühungen ersten bis zweiten Grades den betroffenen Hautbezirk so schnell wie möglich für 10–15 Minuten unter fließendes kaltes Wasser halten. Kleine Blasen nicht öffnen, da sie einen körpereigenen sterilen Verband darstellen.

Anschließend verwenden Sie kühle Hamamelisabkochungen zum Tränken von Umschlägen oder wäßrige Fertigpräparate. Für die Nachbehandlung von Verbrennungen haben sich homöopathische Hamamelissalben bewährt.

Bei großflächigen Verbrennungen und solchen dritten Grades ist keine Selbstbehandlung angezeigt.

Bei kleineren Verbrennungen helfen auch mit Johanniskrautöl getränkte Kompressen. Qualitativ hochwertige Öle bekommen Sie in der Apotheke.

Wundliegen

● Bei bettlägrigen Patienten kommt es zuweilen durch anhaltenden Druck auf eine Stelle zum Wundliegen, besonders häufig am Sitzbein, Steißbein, an der Hüfte, den Fersen oder dem Fußaußenknöchel. Erstes Anzeichen ist eine dauerhafte Rötung. Erfolgt dann keine fachgerechte Pflege mit Druckentlastung, können sich zunächst Blasen, später Geschwüre (Decubitus) bilden.

◆ Im ersten Stadium können neben der richtigen Lagerung Hamamelisfertigpräparate helfen.

Verstauchung, Verrenkung

● Sie sind die Folge einer starken Überdehnung oder Drehung eines Gelenks, beispielsweise durch Umknicken des Fußes oder Verdrehen des Kniegelenks, wodurch Bänder oder Sehnen überdehnt werden. Es kommt zu Schwellung, Bluterguß und Funktionseinschränkung des Gelenks.

Kühlende Maßnahmen sind bei Sportverletzungen eine wichtige erste Hilfe.

◆ Lassen Sie von einem Fachmann bald den Schweregrad der Verletzung beurteilen. Nicht selten werden ernsthafte Verletzungen des Band- und Muskelapparates nicht erkannt und daher falsch behandelt, was zu Folgeschäden und dauerhaften Funktionseinschränkungen führen kann.

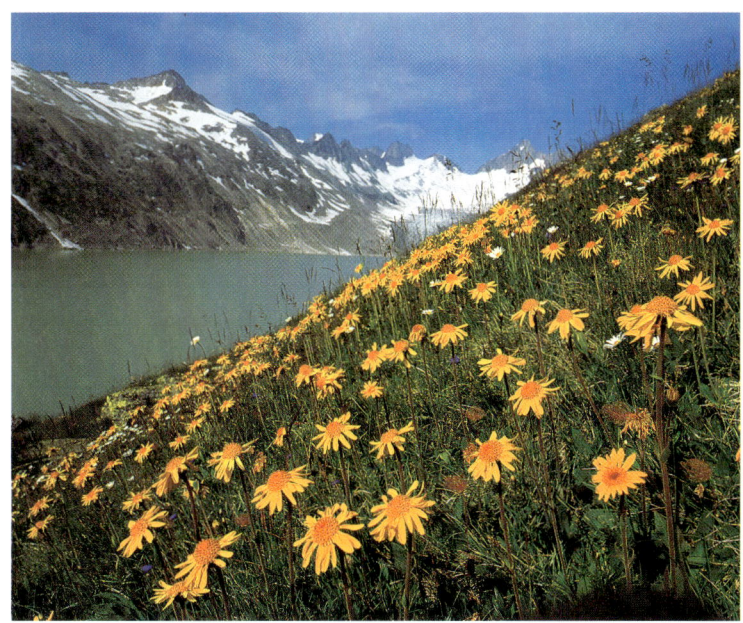

Die Arnika ist in der Pflanzenheilkunde eine der wichtigsten Heilpflanzen bei Verletzungen.

– Bei jeder Form einer Verstauchung, Prellung oder Verrenkung ist die allerwichtigste und erste Maßnahme, um die Schwellung einzudämmen, das Kühlen. Außer Eis kann man auch gelhaltige Packungen verwenden, die man in der Apotheke erhält und im Tiefkühlfach aufbewahrt. Ein Tuch zwischen Eisbeutel und Haut legen, damit es nicht zu Erfrierungen kommt. Nach 20 Minuten Kühlung eine mindestens ebensolange Pause machen, dann wieder kühlen.
– Zwischendurch kühle Hamamelisumschläge mit einer Rindenabkochung durchführen. Sie helfen nicht nur gegen die Schwellung, sondern auch gegen Blutergüsse. Nach Abklingen der ersten akuten Erscheinungen zusätzlich Fertigpräparate anwenden.
– Auch Kaltwasserumschläge mit Arnikatinktur (1 EL auf $\frac{1}{4}$ l Wasser) oder einer Mischung aus Beinwell- und Arnikatinktur (je 1 EL auf $\frac{1}{2}$ l Wasser) sind hilfreich. Achtung: Arnika kann gelegentlich zu allergischen Hautreaktionen führen.
– Die Anwendung von Hamamelis in Form von Umschlägen, Bädern oder Präparaten lindert auch Blutergüsse, Muskelrheuma und Beinbeschwerden.

● Symptome ▶ Hintergrund ◆ Behandlung

83

– Bei größeren Verletzungen hilft die Einnahme von Präparaten mit dem fibrinspaltenden Ananasenzym Bromelain (Fibrin wird bei entzündlichen Prozessen und Ödemen im entzündeten Gewebe abgelagert). Die Tagesdosierung sollte zwischen 80 und 300 mg Rohbromelain betragen. Das Enzym beeinflußt die Blutgerinnung und sollte daher nicht bei verstärkter Blutungsneigung und in der Schwangerschaft angewendet werden.

Schleimhauterkrankungen

Schleimhäute sind besonders anfällig für Infektionen mit Bakterien, Viren und Pilzen.

Schleimhäute, die Stellen, an denen der Körper Kontakt mit der Außenwelt hat, sind besonders anfällig für Infektionen. Das gilt vor allem für die Schleimhäute an den Eintrittspforten des Körpers – Mund und Rachen, Nase und Atemwege, Magen und Darm, Vagina. Aus diesem Grund sind die Schutzmechanismen des Immunsystems dort auch besonders ausgeprägt. Die Abwehrzellen schützen vor ungebetenen Eindringlingen, wie Bakterien, Viren und Pilzen, sowie vor verschiedensten Giftstoffen. Das Immunsystem entsorgt auch freie Radikale (siehe Seite 31), aggressive Substanzen, die vermehrt bei Entzündungen, aber auch während der normalen Stoffwechselprozesse im Körper entstehen.

Die entzündungswidrigen, zusammenziehenden, antimikrobiellen und antioxidativen Eigenschaften der Virginischen Zaubernuß sind gut geeignet, Beschwerden der Schleimhäute zu lindern.

Aphthen

● Unter Aphthen versteht man umschriebene wunde Stellen der Mundschleimhaut mit einem weißlichen Belag. Sie befinden sich im Bereich der Zunge, Lippen, Wangenschleimhaut, des weichen Gaumens oder Zahnfleisches und können sehr schmerzhaft sein.

▶ Man kennt die Entstehungsursache nicht, vermutet aber geschwächte Abwehrlage, Infektionen oder ernährungsbedingte Ursachen. Meist heilen Aphthen nach Tagen oder Wochen von selbst aus.

Aphthen können die Folge eines Herpesausschlags sein.

Sind sie stärker ausgeprägt, können ein massiver Herpes-simplex- oder Herpes-zoster-Befall zugrunde liegen. Auch eine Infektion mit Maul- und Klauenseuche (durch Kontakt mit infizierten

Tieren oder Aufnahme infizierter Rohmilch, Butter oder Käse) kann starken Aphthenbefall verursachen. In den genannten Fällen ist ein Fachmann zu Rate zu ziehen.

Lokale Mundspülungen mit unverdünnter Hamamelis- oder Salbei-blätterabkochung haben sich gut bewährt. Bei stärkerer Entzündung diese Heiltees mit Kamillentee abwechseln. Oder Sie verwenden eine Teemischung aus Hamamelisblättern, Salbeiblättern und Kamillenblüten zu gleichen Teilen.

Die Tees zum Spülen stellen Sie folgendermaßen her:

Abkochung: 2–3 TL Hamamelisblätter oder Salbeiblätter in $^1/_4$ l Wasser geben, erhitzen und 10–15 Minuten auf kleiner Flamme köcheln lassen. Abseihen und mehrmals täglich damit spülen.

Aufguß: 2–3 TL Kamillenblüten oder die oben genannte Tee-mischung mit $^1/_4$ l kochendem Wasser übergießen und 10 Minuten ziehen lassen. Mehrmals täglich spülen.

Gut bewährt hat sich auch das mehrmalige Betupfen der Aphthen mit einem in Basic Lotion getauchten Wattestäbchen.

Aphthen lassen sich durch Mundspülungen mit Hamamelis, Salbei und Kamille gut behandeln.

Das sollten Sie bei Durchfall beachten

- Bei jeder Form von Eiter-, Blut- oder Schleimbeimengung im Stuhl und bei schweren oder länger als 3 Tagen dauernden Durchfällen ist unverzüglich ein Fachmann zu konsultieren.
- Bei schweren Durchfällen besteht die Gefahr der Austrocknung mit drohendem Kreislaufkollaps. In diesen Fällen ist dringend auf ausreichende Zufuhr von Flüssigkeit und Elektrolyten zu achten. Spezielle Trinklösungen erhalten Sie in der Apotheke.

Durchfall

Bei Durchfall kommt es zur häufigen und gesteigerten Entleerung breiigen oder wäßrigen Stuhls.

Auslöser ist meist eine viral oder bakteriell bedingte Entzündung der Magen- und Darmschleimhaut. Darüber hinaus können auch verdorbene oder schleimhautreizende Nahrungsmittel, andere

Krankheitskeime, Bakteriengifte (Toxine), Arzneimittel, wie Antibiotika oder Abführmittel, kalte Getränke bei sommerlicher Hitze, streßbedingte Übererregbarkeit, Mangel an Verdauungsenzymen, akute und chronische Darm- oder Gallenblasenerkrankungen Durchfall auslösen. Die Ursache im Einzelfall abzuklären, ist Aufgabe eines erfahrenen Therapeuten.

– Ideal bei Durchfall ist, 1 Tasse Hamamelisblätter- oder -rindentee im Wechsel mit 1 Tasse Kamillentee zu trinken. Die gerbstoffhaltige Hamamelis wirkt zusammenziehend und verdichtend auf die entzündeten Darmschleimhäute, die Kamille allgemein entzündungswidrig und krampflindernd. Kamille ist bei jeder Form von verdorbenem oder gereiztem Magen geeignet.

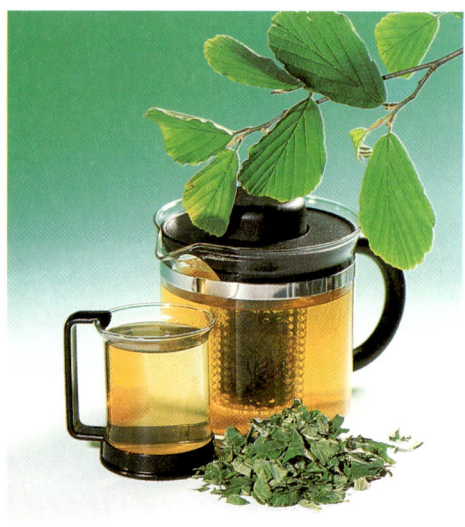

Zubereitung des Hamamelistees:
2 TL (Kinder 1 TL) Hamamelisblätter mit $\frac{1}{4}$ l kochendheißem Wasser übergießen und nach 10 Minuten abseihen. 2–3 Tassen täglich zwischen den Mahlzeiten trinken, bei empfindlichem Magen nach den Mahlzeiten.

Für die stärkere, aber zuweilen auch magenreizende Hamamelisrindenabkochung erhitzen Sie 1 TL Rinde mit $\frac{1}{4}$ l Wasser und lassen das Ganze 10–15 Minuten köcheln. 2–3 Tassen täglich zwischen den Mahlzeiten trinken, bei empfindlichem Magen nach den Mahlzeiten.

Zubereitung des Kamillenblütenaufgusses: 2 TL Blüten (Kinder 1 TL) mit $\frac{1}{4}$ l kochendem Wasser übergießen und 10 Minuten ziehen lassen. 3 Tassen täglich ungesüßt trinken.

Die Gerbstoffe in der Zaubernuß wirken zusammenziehend auf die entzündete Darmschleimhaut.

– Liegen neben dem Durchfall Blähungen und Krämpfe vor, wechseln Sie den Hamamelistee mit einer Teemischung zu gleichen Teilen aus Kamillenblüten, zerstoßenen Fenchelsamen und Gänsefingerkraut ab. Dosierung und Zubereitung wie Kamillenblütentee.
– Sehr hilfreich sowohl bei Erwachsenen als auch Kindern ist Hafer-Kamillen-Hamamelis-Schleim: Kochen Sie dazu Haferflocken, bis Sie einen dünnen Schleim erhalten. Geben Sie in 1 l fertigen Haferschleim 1 EL entzündungslindernde Kamillenblüten und 1 EL gerb-

Allgemeine Ratschläge bei einfachem Durchfall

- Günstig ist es, zumindest an den ersten beiden Tagen zu fasten.
- Zum Aufsaugen der Bakteriengifte (Toxine) und zur Beruhigung der entzündeten Schleimhäute eignen sich Aktivkohle oder Heilerde: 2–3mal täglich 1 TL davon in etwas Wasser oder gerbstoffhaltigem Kräutertee einnehmen.
- Nach dem Fasten mit leichtverdaulicher Kost beginnen: geriebene Äpfel, Haferschleimsuppe, Zwieback oder Bananen. Äpfel enthalten Pektine, die eine ähnlich giftbindende Wirkung haben wie Kohle, wenn auch schwächer.
- Nach Abklingen der akuten Beschwerden auf fett- und eiweißarme Kost überwechseln, jedoch keine Rohkost und keinen Zucker essen. Zwischendurch getrocknete Heidelbeeren kauen.

stoffhaltige Hamamelisblätter (Kinder bis zum Schulkindalter 1–2 TL Kamillenblüten und 1 TL Hamamelisblätter). 10 Minuten ziehen lassen, dann abseihen. Den Hafer-Kräuterschleim in einer Thermoskanne warm halten und stündlich $\frac{1}{2}$ Tasse trinken.

Die genannten therapeutischen Maßnahmen sind auch bei anderen Formen von Darmentzündung zur Therapie oder unterstützend geeignet, sollten im Bedarfsfall aber mit dem behandelnden Arzt oder Heilpraktiker abgesprochen werden.

Entzündungen im Mund- und Rachenraum

Die Rachenschleimhaut ist gerötet, es brennt und kratzt im Hals. ●
Nicht selten sind die Mandeln mitbeteiligt, so daß Schluckbeschwerden auftreten. Bei Heiserkeit sind zusätzlich die Stimmbänder und der Kehlkopf betroffen.
Zu Entzündungen im Rachenbereich kommt es meist im Rahmen ◀
einer allgemeinen, durch Viren verursachten Erkältung.

Entzündungen der Mundschleimhaut gehen ebenfalls meist mit Infektionen einher, besonders des Magen-Darm-Traktes.

● Symptome ▶ Hintergrund ◆ Behandlung   *87*

Der Entzündung können aber auch allergische Ursachen zugrunde-liegen. In diesem Fall ist die wichtigste Maßnahme, den Auslöser herauszufinden, sei dies die Zahnpasta, das Mundwasser oder bestimmte Nahrungsmittel. Leichte Entzündungen mit weißen Belägen können auf einen Candidabefall hindeuten.

– Das Gurgeln und Spülen mit gerbstoffhaltigem Hamamelistee ist besonders bei chronischen Entzündungen wirksam. Die Gerbstoffe ziehen die Schleimhäute zusammen, indem sie sich mit den Eiweißen der Schleimhaut zu einer Schutzschicht verbinden.

– Bei chronischen Entzündungen empfiehlt sich abwechselndes Spülen und Gurgeln mit gerbstoffhaltigem Hamamelisrindentee und reizmilderndem Eibischwurzeltee. Dafür 3–4 TL zerkleinerte, getrocknete Eibischwurzeln beziehungsweise 2 TL Hamamelisrinde mit $\frac{1}{4}$ l Wasser übergießen und 10–15 Minuten auf kleiner Flamme köcheln lassen, dann abseihen. Mehrmals täglich mit dem lauwarmen Sud spülen und gurgeln.

– Bei einer akuten Entzündung ist die folgende Pflanzenmischung besonders hilfreich: Kamillenblüten, Salbei- und Hamamelisblätter zu gleichen Teilen mischen und 3 TL mit $\frac{1}{4}$ l kochendem Wasser übergießen. 10 Minuten ziehen lassen, abseihen und alle 2 Stunden

Für Laien ist eine virusbedingte Rachenentzündung kaum von einer bakteriellen Mandelentzündung zu unterscheiden. Bessern sich Ihre Beschwerden nicht innerhalb von 3 Tagen, suchen Sie einen Arzt auf.

Mit einem Teeaufguß aus getrockneten Kamillenblüten werden seit langem Entzündungen aller Art gelindert.

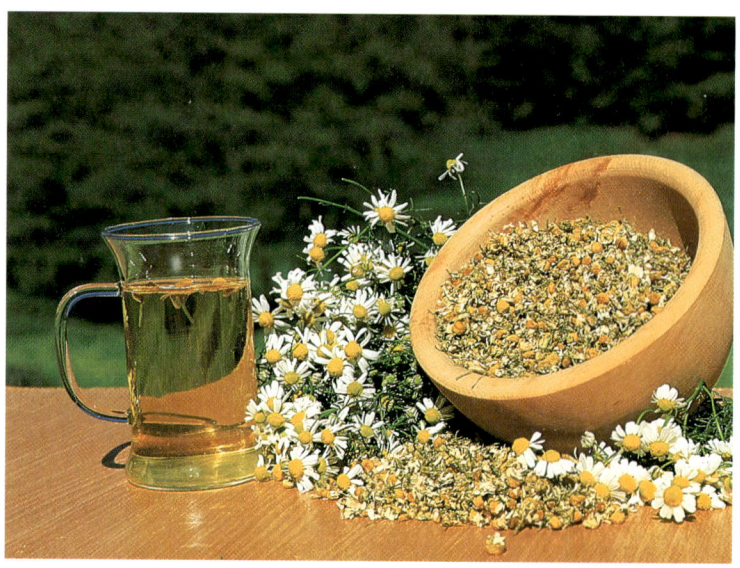

mit dem lauwarmen Tee gurgeln und spülen. Aber auch Hamamelistee allein hilft recht zuverlässig (Rezepte für den Blätter- und Rindenspültee, siehe Seite 85).

– Hamamelistinktur, die Sie in der Apotheke erhalten, ist ebenfalls zum Spülen und Gurgeln geeignet: Geben Sie 40 Tropfen davon auf 1 Glas lauwarmes Wasser, und spülen und gurgeln Sie damit mehrmals täglich.

– Ein altes Hausmittel bei akuten Halsschmerzen und Heiserkeit sind Halswickel. Testen Sie, ob Ihnen kalte Essigwasser- oder warme Heublumenwickel mehr Linderung verschaffen. Warm hilft bei chronischen, kalt bei akuten Entzündungen.

Für einen warmen Heublumenwickel übergießen Sie 1 Handvoll Heublumen mit $1/2$ l kochendem Wasser und lassen sie 10 Minuten ziehen. Anschließend ein Tuch mit dem Sud tränken, um den Hals wickeln und ein trockenes Tuch darüberwickeln. Zum Schluß einen Wollschal oder ähnliches um den Hals legen.

Den kalten Essigwickel führen Sie entsprechend durch. Man nimmt für $1/4$ l kaltes Wasser 3–4 EL Essig.

> Warme oder kalte Halswickel sind ein bewährtes Mittel bei Halsentzündung.

Entzündung des Zahnfleisches

Der Zahnfleischrand ist gerötet und geschwollen, außerdem schmerzt es. Zuweilen kommt es beim Biß in ein »knackiges« Lebensmittel zu Blutungen.

Die Ursachen einer Zahnfleischentzündung können mechanischer oder bakterieller Natur sein – beispielsweise schlecht sitzende Zahnprothesen, zu heiße Speisen oder Bakterien im Zahnbelag. Ist Zahnstein die Ursache, muß dieser vom Zahnarzt entfernt werden. Mehrmals täglich abwechselnd mit Hamamelis- und Kamillentee spülen. Das heilt die Entzündung oder trägt zumindest zur Linderung bei (Rezepte siehe Seite 85). Da Zahnfleischentzündungen oft mit kleineren Blutungen einhergehen, kommt auch die blutstillende und wundheilende Eigenschaft von Hamamelis zum Tragen.

Wunden im Mund- und Zahnbereich

Es kommt zu leichteren Blutungen infolge von Verletzungen oder Wunden im Mundbereich und zu Zahnfleischbluten.

● Symptome ▶ Hintergrund ◆ Behandlung

▶ Aufgrund ihrer entzündungswidrigen und schleimhautzusammenziehenden Eigenschaften stillt die Virginische Zaubernuß Blutungen oft erstaunlich gut.

◆ – Spülen Sie mehrmals täglich mit einer Abkochung aus Hamamelisblättern (milder) oder Hamamelisrinde. Bringen Sie dafür 2 TL Rinde oder 3 TL Blätter in $^1/_4$ l Wasser zum Kochen und lassen es 10–15 Minuten lang auf kleiner Flamme köcheln.

Größere Wunden und Verletzungen müssen selbstverständlich ärztlich versorgt werden. Aber auch hier unterstützt Hamamelis die Therapie.

Zum Spülen bei Blutungen können Sie auch Hamamelistinktur verwenden (siehe Seite 89).

– Zusätzlich können Sie das Homöopathikum einnehmen. Bei akuten Blutungen Hamamelis D2, mehrmals täglich 5–10 Tropfen.

Scheidenentzündung

● Es treten Rötung, Schwellung, auch Juckreiz und oft weißlicher Ausfluß auf. Bei diesem handelt es sich um eine entzündungsbedingte Absonderung von wäßrigem bis gelbem Sekret aus der Scheide.

▶ Vor einer Selbstbehandlung sollten grundsätzlich die Ursachen gynäkologisch abgeklärt werden. Meist sind die Auslöser einer Scheidenentzündung Bakterien oder Pilze, besonders wenn das körpereigene Abwehrsystem geschwächt und die natürliche Bakterienflora im Bereich der Vagina beispielsweise durch Antibiotika gestört wurde.

◆ – Handelt es sich um eine einfachere Ursache, beispielsweise chronisch kalte Füße, seelischer Streß, Baden im kalten Wasser, mangelnde Hygiene, Pessare oder ähnliches, kann nach Absprache mit dem Arzt als Selbstbehandlung eine Scheidenspülung versucht werden. Verwenden Sie dafür allerdings nur abgekochtes Wasser! Unsachgemäße Durchführung kann die Entzündung verstärken.

Bei nicht so stark ausgeprägter Entzündung können Scheidenspülungen mit Kamille und Hamamelis die Reizung lindern.

Spülung bei leichteren Reizungen und Entzündungen: Kamillenblüten und Hamamelisblätter im Verhältnis 1:1 mischen, 3 EL davon mit 1 l abgekochtem Wasser (20 Minuten) übergießen und nach 10 Minuten abseihen. Mit dem lauwarmen Sud den Scheidenbereich 1 Woche lang 1–2mal täglich spülen.

– Anstatt der Spülung können Sie auch 1mal täglich ein Sitzbad nehmen, wenn Ihnen der Gynäkologe ein Bad gestattet. Bereiten Sie eine Hamamelisblätter- oder -rindenabkochung (3 EL Blätter oder 2 EL Rinde auf 1 l), und geben Sie den Sud ins Badewasser.

90

– Bei Entzündungen der Schamlippen legen Sie 2mal täglich mit einer Hamamelisabkochung getränkte Kompressen auf. Auch eine Basic Lotion oder Anal-Gen Lotion ist hilfreich. Sie lindert Juckreiz und wirkt entzündungshemmend. Die Abkochung kann auch zur Intimhygiene verwendet werden.

– Parallel dazu sollten Sie sich vom Apotheker die Tinkturen von Wermut, Salbei, Thymian, Schafgarbe und Brennessel zu gleichen Teilen mischen lassen. Nehmen Sie von diesen kräftigenden, entzündungslindernden und ausscheidungsfördernden Pflanzentropfen 3mal täglich 20 Tropfen mit wenig Wasser verdünnt vor dem Essen ein. Vor dem Schlucken etwas im Mund behalten.

Krampfadern und Hämorrhoiden

Hamamelis ist aufgrund ihrer adstringierenden und entzündungshemmenden Eigenschaften eines der wirksamsten naturheilkundlichen Therapeutika bei allen Stauungen im venösen System, bei Krampfadern und Hämorrhoiden.

Krampfaderbeschwerden

Bei Krampfadern verändert sich die Wandstruktur venöser Gefäße, sie werden dehnbarer, so daß die Venenklappen, die den Rückfluß des Blutstroms verhindern sollen, ihre Funktion einbüßen. Das venöse Blut staut sich in die Beinvenen zurück, es kommt zur bleibenden Erweiterung oder Verlängerung oberflächlicher Venen. Man sieht bläulich gefärbte Stränge, besonders im Bereich der Unterschenkel, sowie Unterschenkelschwellungen (Ödeme). Bei jahrzehntelangen Stauungen kann es, vor allem nach Thrombosen, zu Unterschenkelgeschwüren (»offenen Beinen«) kommen.

In Deutschland leiden mehr als 12 Millionen Menschen unter Venenerkrankungen, nahezu 1 Million haben ein venös bedingtes Unterschenkelgeschwür. Krampfadern betreffen überwiegend die Beinvenen. Frauen mit Kindern sind häufiger und schwerer betroffen als Männer, ältere stärker als junge Menschen.

Erbanlagen zur Bindegewebsschwäche, stehende oder sitzende berufliche Tätigkeit, ständig warmes Raumklima oder Fußbodenhei-

Etwa 15 Prozent aller Deutschen haben venöse Beschwerden in den Beinen.

*Wichtigste Maß-
nahme bei Krampf-
aderbeschwerden ist
die Kompressions-
therapie, zum
Beispiel mit entspre-
chenden Strümpfen.*

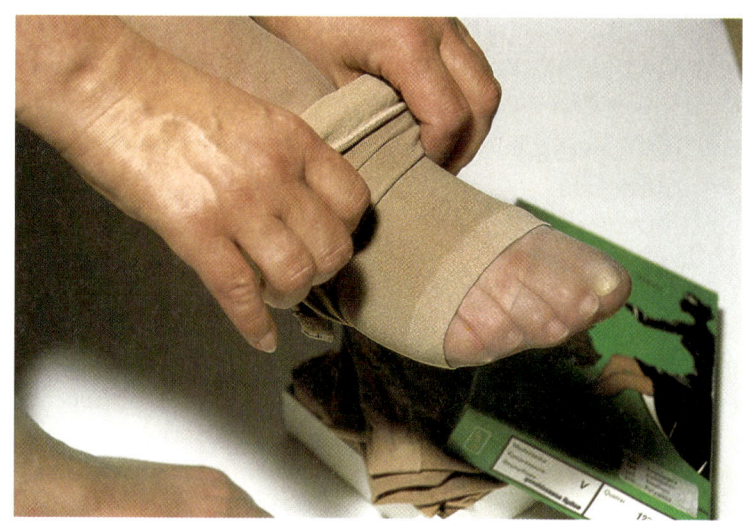

*Der Name »Krampf«-
ader rührt von den
ziehenden, krampfarti-
gen Schmerzen, die
mitunter in der Wade
oder im ganzen Bein
auftreten können.*

zung, Übergewicht und Schwangerschaft spielen als Auslöser oder verschlechternd eine Rolle. Oft liegen gleichzeitig Hämorrhoiden vor.

Zu Beginn eines Venenleidens schwellen durch den erhöhten Druck in den kleinen Blutgefäßen Knöchelbereich und Unterschenkel leicht an. Nachts verschwinden diese Schwellungen meist wieder völlig. Schreitet der Prozeß fort, verschlimmern sich die Ödeme, wodurch Venenentzündungen und Geschwüre begünstigt werden.

Eine Venenentzündung äußert sich durch ziehende Schmerzen in der Wade oder im ganzen Bein, die entzündeten Venenstränge verhärten sich, oft ist die darüberliegende Haut gerötet. Das Bein schwillt an und schmerzt häufig schon bei der kleinsten Bewegung. Auch Fieber kann auftreten.

Krampfadern sind aber oft auch ein Zeichen dafür, daß tieferliegende Venen überlastet oder in ihrer Funktion gestört sind. Es kommt dann zu einem Rückstau in die oberflächennahen Venen und dadurch erst zur Ausbildung oberflächlicher Krampfadern.

Bei Verstopfungen und Entzündungen der tieferliegenden Venen (Thrombosen) ist unbedingt ein Arzt aufzusuchen, da die Gefahr besteht, daß sich Gerinnsel von der Venenwand lösen und mit dem Blutstrom weggespült werden – mit dem Risiko einer Embolie: Das Gerinnsel gelangt mit dem Blut in die Lunge und verstopft dort ein

92

Blutgefäß. Auch oberflächliche Entzündungen neigen dazu fortzu-
schreiten, sind jedoch selten mit Komplikationen verbunden.

Wichtig ist hier eine fachgerechte ärztliche oder heilpraktische
Diagnose und Therapie. Erst danach können naturheilkundliche
Maßnahmen nach Absprache unterstützend eingesetzt werden.
Wichtigste ärztlich verordnete Maßnahme ist die Kompressi-
onstherapie durch entsprechende Strümpfe und Binden, in
bestimmten Fällen auch eine Operation.

Bei oberflächlichen Krampfadern und leichteren Beschwerden,
wie Schmerzen bei längerem Stehen und geringfügiger Schwellungs-
neigung, sind zuweilen abschwellende, venentonisierende Präparate
auf Hamamelisbasis ausreichend. Unterstützend trinken Sie den weiter unten angegebenen Venentee. Anstatt des Tees sind auch Pflanzentropfen oder Hamamelis in homöopathischer Form geeignet.
– Hamamelisumschläge mit dem lauwarmen Sud aus Rinde oder
Blättern (1 EL auf jeweils $\frac{1}{4}$ l Wasser als Abkochung) legen Sie
mehrmals täglich auf.
– Unterstützender Venentee, der auch mild entwässernd wirkt:
Hamamelisblätter, Brennesselkraut, Buchweizenkraut, Roßkastanienblätter und Ringelblumenblüten zu gleichen Teilen mischen. 1 TL
davon mit $\frac{1}{4}$ l kochendheißem Wasser übergießen und 10 Minuten
ziehen lassen. 2 Wochen lang 2 Tassen täglich trinken.
– Pflanzentropfen sind eine gute Alternative zum Tee und oft wirk-
samer. Lassen Sie die Tinkturen von Hamamelis, Roßkastanie, Rin-

Hinweis zu Stauungsekzemen

Bei der Behandlung venöser Stauungsekzeme treten besonders häufig allergische Reaktionen auf, die ausgelöst werden
durch Salbengrundlagen und Wirkstoffe. Spitzenreiter unter
den Allergenen sind dabei Wollwachsalkohole (auch in vielen
eingeführten Hamamelispräparaten enthalten), Perubalsam,
Neomycin, Lokalanästhetika, Duft- und Konservierungsstoffe.
In der lokalen Therapie sollten daher besonders allergiege-
prüfte Produkte eingesetzt werden.

Allgemeine Maßnahmen bei Venenkrankheiten

Krampfadern sind kein kosmetisches Problem, sondern ein Risikofaktor für das Entstehen ernster Venenerkrankungen, wie einer Entzündung oder Thrombose. Ist die Thrombose einmal da, drohen lebenslang schwere Folgekrankheiten, wie chronische Venenfunktionsstörungen mit Beinschwellung, Unterschenkelgeschwür oder gar Lungenembolie.

- Ungünstig ist Sitzen und Stehen, gut Laufen und Liegen.
- Schreiten Sie bei Spaziergängen kräftig aus, damit die Venen-Muskel-Pumpe richtig betätigt wird.
- Maßvolle Bewegung hilft auch bei Unterschenkelschwellungen mit Kompressionsverband, um Komplikationen wie Venenentzündung, Thrombose und Unterschenkelgeschwür zu vermeiden.
- Günstige Sportarten sind Langlauf oder Trimmtrab (ohne übertriebenen Ehrgeiz), Tanzen, Fahrradfahren oder Schwimmen im kühlen Wasser (warmes Wasser erweitert). Sportarten, bei denen es zu plötzlichen Drucksteigerungen im Venensystem kommt, wie Kurzstreckenläufe, Kraft- und Kampfsport, sind ungünstig.
- Zwischendurch 2–4mal täglich Beingymnastik durchführen, zum Beispiel je 10mal Zehenstand und Kniebeugen.
- Kneippsche Anwendungen, wie Wassertreten und Trockenbürsten, sind günstig (nach Absprache). Sie können gut auch vorbeugend eingesetzt werden.
- Vermeiden Sie unnötige Wärmeeinwirkung – sie führt zur Erweiterung der Venen. Sitzen Sie in der Sauna nicht oben, und lassen Sie die Beine nicht hängen. Meiden Sie Fangopackungen und »Braten in der Sonne«. Thermalbäder sind bei Venenerkrankungen nicht angezeigt.
- Meiden Sie Alkohol, Nikotin und »die Pille«.
- Vermeiden Sie Abschnürungen an den Beinen durch Strumpfbänder oder Sockenhalter.
- Übergewicht belastet zusätzlich.

94

gelblume, Weißdorn und Schafgarbe zu gleichen Teilen mischen. Über 2 Wochen 3mal täglich 20 Tropfen in etwas Wasser verdünnt vor dem Essen einnehmen.

– Hamamelis D6 bei akuten venösen Beschwerden, wie Venenentzündung und blutenden Krampfadern; 3mal täglich 1 Gabe (5 Tropfen, 5 Globuli oder 1 Tablette) in einem Glas Wasser auflösen und über 1 Stunde verteilt schluckweise trinken.

– Hamamelis D12 bei chronischen Beschwerden; 1–2mal täglich 1 Gabe wie oben beschrieben einnehmen.

– Das Komplexpräparat Hirudo Globuli der Firma Wala stellt eine Alternative zum Homöopathikum dar. Es enthält neben Hamamelis Roßkastanienblätter, Blutegelextrakt, Pfingstrosenwurzel, Wiesenküchenschellenkraut und Quecksilber in homöopathisch aufbereiteter Form. 3mal täglich 10 Globuli unter der Zunge zergehen lassen, besonders bei Krampfadern mit Thrombosenneigung, aber auch bei oberflächlichen Krampfadern und Hämorrhoiden.

– Quark- oder Heilerdeauflagen sind zur Linderung leichterer, oberflächlicher Entzündungen gut geeignet. Verrühren Sie Quark oder Heilerde mit einer kalten Hamamelisabkochung, bis Sie eine pastenähnliche Masse erhalten. Auf ein Baumwolltuch geben und die Packung auf die betroffenen Hautstellen legen. Beginnt die Packung warm zu werden, nehmen Sie sie ab.

Als Faustregel für die Packung gilt: Maximal 30 Minuten auf dem Bein lassen.

– In der Apotheke erhalten Sie Roßkastanienfertigpräparate für die innerliche und äußerliche Anwendung, die die Muskulatur in der Gefäßwand anregen, zusammenziehend wirken und auf diese Weise vor Wasseransammlungen in den Beinen schützen.

– Geeignete Fertigpräparate auf Hamamelisbasis oder auch in Kombination mit Roßkastanie, der neben Hamamelis wichtigsten Arzneipflanze bei venösen Krankheiten, finden Sie im Fachhandel.

Unterschenkelgeschwüre

Venöse Stauungen sind die Hauptursache für schlecht heilende Unterschenkelgeschwüre, die meist oberhalb des Innenknöchels lokalisiert sind. Aber auch im Zusammenhang mit Zuckerkrankheit und arteriellen Durchblutungsstörungen der Beine kann es zu schlecht heilenden Geschwüren kommen.

▶ Ein »offenes Bein« ist keinesfalls für die Selbsttherapie geeignet! Ein naturheilkundlich arbeitender Therapeut wird sich sowohl um das Schließen der Wunde als auch um eine entgiftende und ausleitende Therapie bemühen.

Nach Absprache mit Ihrem Behandler können Hamamelisumschläge und wäßrige Fertigpräparate angewendet werden.

Hämorrhoiden

● Bei Hämorrhoiden handelt es sich um eine knotenförmige, krankhafte Erweiterung und eventuell einen Vorfall der Venen des Mastdarms oder Rektums, des letzten Darmstückes. Je nach Schweregrad kann man 4 Stadien unterscheiden:
1. Leichte, äußerlich nicht sicht- und tastbare Vorwölbungen
2. Hämorrhoiden, die beim Pressen durch den Analkanal nach außen gelangen, sich aber von selbst zurückziehen

Jede Blutung aus dem Darm muß unbedingt vom Arzt abgeklärt werden.

3. Hämorrhoiden, die nach außen gelangten und manuell zurückgedrängt werden müssen
4. Hämorrhoiden, die sich nicht mehr zurückdrängen lassen.

Symptome sind Jucken und Brennen, später Schmerzen, vor allem im Sitzen.

▶ An der Entstehung von Hämorrhoiden sind neben erblicher Veranlagung zur Bindegewebsschwäche, insbesondere der Venenwände, häufig auch chronische Verstopfung und Blähungen, sitzende Lebensweise, Alkoholmißbrauch, Bewegungsmangel und Lebererkrankungen beteiligt. Durch eine Drucksteigerung im Hämorrhoi-

Einfache Verdauungshilfen bei Verstopfungsneigung

■ Morgens 1 Glas Wasser nüchtern trinken.
■ Morgens 1–2 ungeschälte Äpfel essen.
■ Abends nach Bedarf 5–10 Dörrpflaumen in Wasser einweichen und über Nacht stehen lassen. Morgens vor dem Frühstück die Flüssigkeit trinken und das Obst essen.
■ Morgens 1 EL Weizenkleie in Joghurt, Buttermilch oder Gemüsesaft essen.

dalpolster des Analbereichs kommt es zur Blutstauung, die zu einer Ausweitung der Venen in diesem Bereich führt.

Viele Menschen versuchen, nicht selten auch über längere Zeit, die so häufigen wie lästigen Beschwerden selbst zu behandeln, da es ihnen peinlich ist, zum Arzt oder Heilpraktiker zu gehen. Sie übersehen dabei, daß eine rechtzeitige fachmännische Behandlung die Erkrankung zum Stillstand bringen kann. Oftmals ist dies sogar noch in fortgeschrittenen Stadien möglich, so daß keine Operation notwendig wird.

Rechtzeitig vom Arzt behandelt, müssen Hämorrhoiden oftmals nicht operiert werden.

– Hamamelisanwendungen: Feuchte, mit Hamamelis getränkte Umschläge oder Fertigpräparate wirken bei Hämorrhoiden im ersten und zweiten Stadium sehr gut lindernd und heilend. Juckreiz, Brenn- und Wundgefühl verschwinden meist binnen weniger Tage, kleinere Blutungen werden gestoppt.

Trinken Sie zusätzlich die unten angeführte Teemischung, und nehmen Sie eventuell ein homöopathisches Mittel ein.

– Umschläge, die mit einer lauwarmen Abkochung (1 EL Hamamelisrinde auf $\frac{1}{4}$ l Wasser) getränkt sind, im akuten Fall mehrmals täglich anlegen.

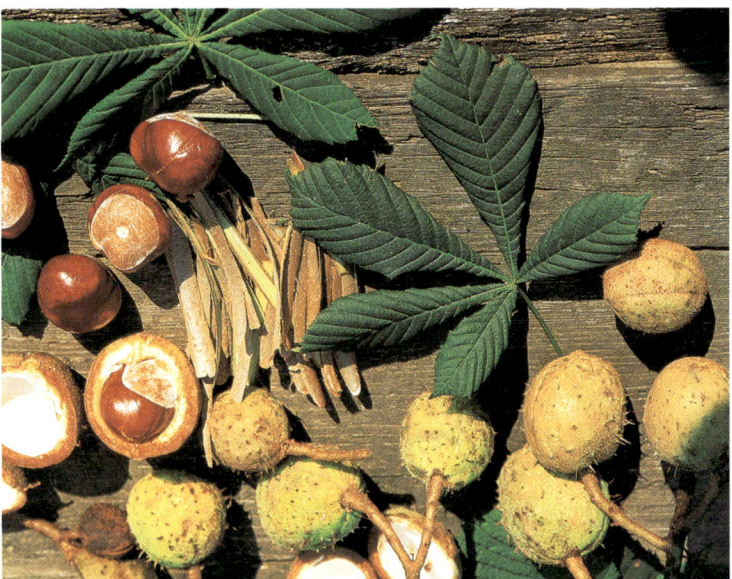

Die Roßkastanie enthält Stoffe, die zu den wirksamsten Pflanzenheilstoffen gegen Hämorrhoiden zählen.

97

Tips, um einer Verschlimmerung entgegenzuwirken

- Achten Sie auf regelmäßige Verdauung.
- Essen Sie ballaststoffreiche Nahrung mit einem hohen Anteil an Gemüse, Salat, Obst und Getreide. Sie begünstigt einen weichen Stuhl.
- Trinken Sie ausreichend – mindestens 2 l Wasser oder Kräutertees täglich.
- Bewegen Sie sich ausreichend.
- Meiden Sie soweit möglich scharfe Gewürze, Alkohol und blähende Speisen, wie Hülsenfrüchte, Kohl, Knoblauch und Zwiebeln.
- Vermeiden Sie Übergewicht.

Lassen Sie sich in der Apotheke einen Hämorrhoidentee aus Hamamelis, Roßkastanie, Steinklee, Schafgarbe, Hirtentäschelkraut, Schlehdorn und Ringelblume mischen.

– Heiltee, bestehend aus je 15 g Hamamelisblättern, Roßkastanienblättern und Steinkleekraut, je 10 g Schafgarbenkraut, Hirtentäschelkraut, Schlehdorn- und Ringelblumenblüten. 1 TL davon mit $^1/_4$ l kochendheißem Wasser überbrühen und 10 Minuten zugedeckt ziehen lassen. Abseihen und 6 Wochen lang 2 – 3mal täglich 1 Stunde nach den Mahlzeiten 1 Tasse Tee schluckweise trinken.

– Hamamelis D6 bei akuten Hämorrhoidalbeschwerden mit Schmerzen, besonders wenn gleichzeitig Blutungen vorliegen; Wärme und feuchtwarmes Wetter verschlimmern; 3mal täglich 1 Gabe (5 Tropfen, 5 Globuli oder 1 Tablette) in einem Glas Wasser auflösen und über 1 Stunde verteilt schluckweise trinken. Globuli und Tabletten können Sie auch unter der Zunge zergehen lassen.

– Hamamelis D12 bei chronischen Beschwerden; 1 – 2mal täglich 1 Gabe wie oben beschrieben einnehmen.

– Als Alternative kommen auch Hirudo Globuli (Wala) in Frage (siehe Krampfadern, Seite 94); lassen Sie 3mal täglich 10 Globuli unter der Zunge zergehen.

– Fertigpräparate in homöopathischer Aufbereitung sowie in Form alkoholischer oder wäßriger Auszüge zur Therapie von Hämorrhoiden und Krampfadern sind im Fachhandel erhältlich. Bei äußeren Hämorrhoiden und Analekzemen möglichst keine fetten Salben

98

verwenden, da diese die Abdunstung und Wärmeregulation verschlechtern, so daß sich die Beschwerden verschlimmern können und chronische Leiden begünstigt werden.

Empfehlenswert sind wäßrige Präparate auf der Basis von Hamamelisdestillat, wie Deskin Basic-Lotion und Deskin Lösung (siehe Seite 108), die auch für eine langfristige Anwendung und bei Rhagaden und Analfissuren geeignet sind.

Bei inneren Hämorrhoiden sollte Hamamelis zusätzlich in Zäpfchenform angewendet werden.

Analfissuren und juckendes Analekzem

Sie treten häufig gemeinsam und meist auch zusammen mit Hämorrhoiden auf.

Analfissuren oder Analschrunden sind lineare Risse in der Afterhaut, vor allem am Übergang von der äußeren Haut zur Darmschleimhaut, gekoppelt mit Schmerzen und einer entzündlichen Rötung. In Verbindung mit hartem Stuhl kommt es zu Blutungen.

Das Analekzem, eine Entzündung im Analbereich, geht meist mit quälendem Juckreiz einher. Durch Kratzen werden die Beschwerden nur schlimmer.

Hier fördert Hamamelis die Wundheilung. Auch nach kleineren chirurgischen Eingriffen kann sie eingesetzt werden. Machen Sie im Wechsel Quarkauflagen und Sitzbäder. Für die Quarkauflage siehe Krampfadern, Seite 94. Für Sitzbäder bereiten Sie eine Abkochung mit 1 Handvoll Hamamelisrinde auf 1 l Wasser. Den Sud können Sie auch für Umschläge verwenden.

In einer Studie konnte die gute Wirksamkeit der Hamamelislotionen Anal-Gen und Deskin Basic-Lotion bei Analekzemen nachgewiesen werden. Obwohl in nahezu der Hälfte der Fälle die Haut kortisonbedingt bereits geschädigt war, ergab sich nach einer durchschnittlichen Behandlungsdauer von 32 Tagen eine Heilung oder deutliche Besserung bei 94 Prozent der Patienten ohne und bei 80 Prozent der Patienten mit Kortisonschäden. Fast alle Patienten litten gleichzeitig an Hämorrhoiden, die sich ebenfalls besserten.

Für gesunde, schöne Haut

■ Die Haut spielte schon immer eine besondere Rolle für die Ausstrahlung eines Menschen, für den »ersten Eindruck«. Eine schöne Haut ist Symbol für Attraktivität, Gesundheit und Vitalität. Dem möchte man natürlich gerne nachhelfen. Nur – allzuviel Pflege und Kosmetik kann auch schaden und sogar den Alterungsprozeß der Haut beschleunigen. Nicht alle Parfüm- und Konservierungsstoffe, Emulgatoren, Farb- und Duftstoffe sind gut verträglich, besonders wenn sie über längere Zeit hinweg auf die Haut einwirken. Vielfach kennt man die Langzeiteffekte solcher Stoffe noch nicht. Für die Hautpflege gilt daher »weniger ist mehr«.

Die Haut als »Kleid« des Körpers vermittelt den Mitmenschen einen ersten Eindruck über uns.

Da die Oberhaut über Blutgefäße der darunter liegenden Lederhaut von innen her ernährt wird, ist Hautpflege auch immer gleichzeitig Körperpflege von innen. Eine der wichtigsten »Pflegemaßnahmen« ist dabei eine abwechslungsreiche, vitamin- und mineralstoffreiche Kost. Auch regelmäßiger Schlaf, Bewegung an der frischen Luft, maßvolle Sonneneinwirkung, geeignete Wasseranwendungen und Zurückhaltung bei Genußgiften tragen zur Gesunderhaltung und Pflege der Haut bei. Ein erfülltes Leben spielt ebenfalls eine nicht zu unterschätzende Rolle, denn wahre Schönheit kommt eher von innen.

Im Zusammenhang mit der Gesunderhaltung der Haut war die Entdeckung antioxidativer Wirkstoffe im Pflanzenreich bedeutsam, die auch in Hamamelis enthalten sind (siehe Seite 31). Diesen vielfältigen polyphenolhaltigen Wirkstoffen kommt im Rahmen der Vorbeugung, Krankheitsbehandlung wie auch für Schutz und Pflege der Haut größte Bedeutung zu.

Hamamelis wirkt in verschiedener Weise auf die Haut:

Wirkstoffe in der Zaubernuß können den Alterungsprozeß der Haut verlangsamen.

■ Adstringierende Gerbstoffe tonisieren die Gefäße, verdichten die Hautoberfläche und wirken auf diese Weise der Faltenbildung entgegen. Sie schützen zudem vor Krankheitserregern und lindern Reiz- und Entzündungszustände.

■ Antioxidative Substanzen binden zellschädigende freie Sauerstoffradikale und schützen die Haut auf diese Weise vor einem Übermaß oxidativer Stoffe, die die Hautalterung beschleunigen.

Hamamelis ist aufgrund ihrer guten Verträglichkeit auch für die tägliche Pflege der empfindlichen Baby- und Kinderhaut geeignet. Bei Hamamelispräparaten, die solch hohen Ansprüchen genügen müssen, sollte darauf geachtet werden, daß sie möglichst nebenwirkungsfrei sind und keine Konservierungsstoffe, Emulgatoren oder bekannte, allergieauslösende Salbenbestandteile enthalten.

Die verschiedenen Hauttypen

Grundsätzlich sollte sowohl bei der Reinigung und Pflege der Haut sowie bei der Verwendung von Kosmetika der individuelle Hauttyp berücksichtigt werden. Unter dieser Voraussetzung kann die maßvolle Anwendung geeigneter Hautpräparate nützlich sein. Die pauschale Einteilung in die drei Hauttypen normale, fettige und trockene Haut ist dabei zuweilen nicht möglich, da die meisten Menschen eine sogenannte Mischhaut haben. Das heißt, man findet normal gefettete Hautpartien, trockene (zum Beispiel auf den Wangen) und fettige (etwa auf der Stirn) Zonen nebeneinander.

Fettige Haut (Seborrhoe)

Die vermehrte Talgbildung bei fettiger Haut bezeichnet man als  Seborrhoe. Häufig ist gleichzeitig die Schweißbildung erhöht. Bei ausgeprägter Seborrhoe glänzt das Gesicht ölig, die Haare sind verklebt. Auch wenn man sie täglich wäscht, erscheinen die Haare nach einigen Stunden wieder fettig. Verantwortlich dafür sind in der Regel sowohl erbliche Faktoren wie auch zusätzlich Ernährungsgewohnheiten, bestimmte Grunderkrankungen, Medikamente und »Streß«.

Fettige Haut sollte öfter gereinigt werden als normale Haut. Verwenden Sie ein mildes, nicht rückfettendes Präparat. Warmes Wasser und eventuell ein Waschlappen intensivieren den Waschvorgang. Bei sehr starker Talgproduktion können alkoholische Lösungen zum Reinigen sinnvoll sein. Bei mäßig fettiger Haut sind sie allerdings nur bedingt zu empfehlen, da sie zu stark austrocknen können. Im Gesicht helfen auch hamamelishaltige Reinigungswässer, die zugleich hautkräftigend wirken, ebenso sind Reinigungen mit Hamamelissud und Gesichtsdampfbäder empfehlenswert.

> Alkoholhaltige Lösungen sind zur Reinigung stark fettiger Haut geeignet.

Alle Zutaten erhalten Sie in Apotheken oder Naturkosmetikläden.

– Hamamelis-Reinigungswasser: 100 ml Hamameliswasser, 1 TL Honig, 5 ml Kampferspiritus, 5 Tropfen Melissenöl gut mischen und leicht erwärmen, daß sich der Honig löst. Abkühlen lassen und in eine Flasche abfüllen. Vor Gebrauch schütteln.

– Hamamelis-Huflattich-Reinigungswasser: 4 EL Hamameliswasser, 4 EL Huflattichtee (10minütiger Aufguß mit 3 TL auf $\frac{1}{4}$ l Wasser), 50 ml destilliertes Wasser, 10 ml 70%iger Alkohol und 1 TL Apfelessig gut mischen und abfüllen. Vor Gebrauch schütteln.

♦ Zur Pflege fettiger Haut sind Lotionen und fettfreie Gele am besten geeignet. Rückfettende Präparate sollten nur bei dringendem Bedarf, etwa aus beruflichen Gründen, verwendet werden.

Gesichtsdampfbäder

Sie reinigen die Haut tief und gründlich und fördern die Durchblutung. Daher sind sie besonders bei fettiger Haut und bei Unreinheiten geeignet. Hier die Wirkung einiger Heilpflanzen:

- Hamamelis: tonisierend, entzündungshemmend
- Kamille: entzündungswidrig
- Schafgarbe: entzündungslindernd, bindegewebsfestigend
- Rosmarin: belebend, tonisierend
- Arnika: durchblutungsfördernd, entzündungslindernd
- Lavendel: reizlindernd, entspannend.

Für ein Gesichtsdampfbad geben Sie 3 EL Hamamelisblätter oder Kamillenblüten oder einer Mischung beider zu gleichen Teilen in 1 l Wasser. Aufkochen und den Topf vom Herd nehmen. Das Gesicht 10 Minuten lang über den Dampf halten. Legen Sie dabei ein großes Handtuch über den Kopf. Das Gesichtsdampfbad 3 Wochen lang täglich durchführen. Bei trockener Haut nur Kompressen mit dem lauwarmen Sud (maximal 10 Minuten) auflegen oder Fertigpräparate verwenden.

Bei Gesichtsdampfbädern mit Schafgarbenkraut oder Lavendelblüten, auch in Verbindung mit Hamamelisblättern, übergießen Sie 3 EL der jeweiligen Pflanze mit 1 l kochendem Wasser. Zur weiteren Durchführung, siehe oben.

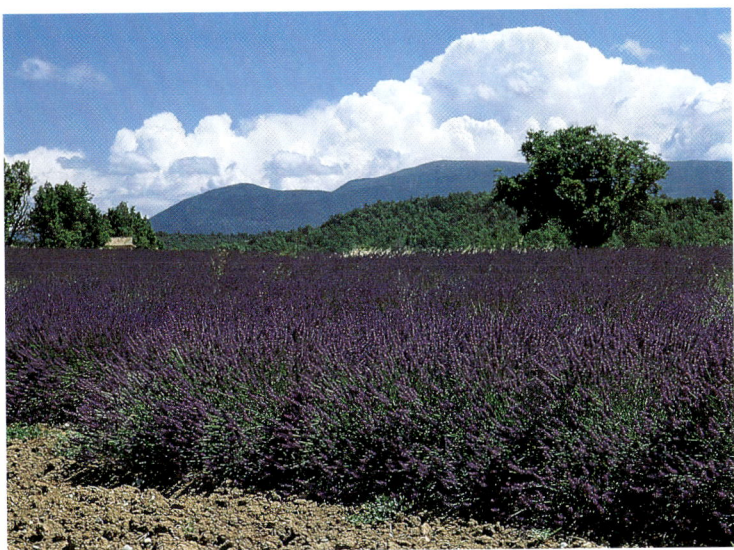

Die Inhaltsstoffe von Lavendel wirken entspannend und reizlindernd.

– Hamamelis-Haarwasser: 100 ml Hamameliswasser, 7 Tropfen Zedernholzöl und 3 Tropfen Rosmarinöl in eine gut gereinigte Flasche mit Zerstäuber füllen. Vor Gebrauch schütteln. Nach jeder Wäsche in das feuchte Haar einmassieren. Um die Lagerfähigkeit des Haarwassers zu erhöhen, sollten Sie es gut verschlossen im Kühlschrank aufbewahren.

Die Haltbarkeit Ihrer Pflegeprodukte verlängert sich bei kühler Lagerung um etwa 3 Monate.

Oft wird diskutiert, ob zu häufiges Waschen fettiger Haare die Talgproduktion der ohnehin zu vermehrter Fettbildung neigenden Haut nicht noch zusätzlich anregt. Man ist heute der Meinung, daß man die Haare waschen soll, wenn es nötig ist. Talghemmende Shampoos und alkoholische Haarwässer können dabei nützen.

Trockene Haut (Sebostase)

Trockene Haut fühlt sich rauh an, ist spröde, leicht rissig und kann schuppen. Sie ist besonders empfindlich gegenüber Temperatureinflüssen. Ursächlich sind Erbfaktoren für die trockene Haut verantwortlich, zuweilen liegen gleichzeitig eine Neurodermitis oder andere Hauterkrankungen vor (siehe Seite 61, 64). Ein weiterer Grund für trockene Haut ist, daß die Haut bei den meisten Menschen mit zunehmendem Alter die Talgproduktion reduziert und

☐ Zustandsbild ✿ Reinigung ◆ Pflege

weniger Feuchtigkeit aufweist. Daher findet man bei den über 50jährigen zu 80 Prozent eher trockene Haut. Medikamente und innere Erkrankungen (beispielsweise der Schilddrüse) können ebenfalls zu trockener Haut führen.

Trockene Haut kann auf innere Erkrankungen hinweisen, wie Schilddrüsenstörungen. Lassen Sie die Ursache vom Arzt abklären.

Wird trockene Haut durch übermäßiges Waschen und Reinigen zu stark entfettet, kann sich ein Austrocknungsekzem (siehe Seite 61) bilden, das mit Brennen und starkem Juckreiz, vor allem nach dem Duschen oder Baden, einhergeht. Besonders häufig sind davon ältere Menschen und Neurodermitiker betroffen. Kommen Austrocknungsekzem und trockene Haut zusammen, kann der natürliche Fettfilm auf der Haut, der durch die Reinigung durchlöchert wurde, nicht wiederhergestellt werden.

❋ Liegt keine wesentliche Verschmutzung vor, reicht meist das Waschen mit kühlem Wasser; sonst sollte man ein rückfettendes Präparat verwenden. Stark entfettende, waschaktive Substanzen, zum Beispiel auf alkoholischer Basis, sowie alkalische Seifenlösungen sollten unbedingt vermieden werden. Das gilt auch für gründliches Abreiben der Haut mit einem Frotteetuch.

♦ Bei trockener Haut ist eine sorgfältige Rückfettung nötig. Schon das regelmäßige Eincremen mit einer fetten Nachtcreme und einer Creme oder Lotion tagsüber kann ein Austrocknungsekzem verhindern. Dabei schützt und pflegt ein Hamamelisanteil zusätzlich.
– Hamamelis-Nachtkerzen-Körperlotion: 60 ml Nachtkerzenöl, 10 g Bienenwachs und 15 g Lanolin im Wasserbad auf etwa 60 °C erwärmen. 75 ml Hamameliswasser ebenfalls auf 60 °C erwärmen und in die heiße Öl-Wachs-Mischung rühren, bis eine sahnige Konsistenz entsteht. Nach dem Abkühlen in Flaschen füllen.

Kommt es bei trockener Haut zu Entzündungs- und Reizerscheinungen, lindern Hamamelis- und Kamillenkompressen oder geeignete Hamamelisfertigpräparate.

Verwenden Sie bei trockener Haut rückfettende Präparate mit Hamamelisanteil.

Normale Haut

□ Normale Haut ist im wesentlichen weder zu trocken noch zu fett. Man kann sie als zart, feinporig, gut durchblutet und frisch beschreiben. Die vielfältigen Abwehrfunktionen gegenüber Umwelteinflüssen sind unbeeinträchtigt.

Allgemeine Hinweise zur Pflege der Haut

- Wichtigste Pflegeregel: Fettüberschuß entfernen, zu wenig körpereigenes Fett ersetzen, bei normaler Haut viel Talg belassen.
- Hautreinigung und Hautpflege sind immer individuell zu betrachten: Jemand mit fettiger Haut kann sich unbekümmert häufiger waschen als jemand mit trockener Haut. Man sollte daher neben seinem individuellen Reinlichkeitsbedürfnis und dem tatsächlichen Verschmutzungsgrad den individuellen Hauttyp berücksichtigen. Im allgemeinen waschen sich viele Menschen zu oft und »überpflegen« ihre Haut.
- Um den Säure- und Fettschutzmantel der Haut nicht zu zerstören, sollten Sie Waschpräparate bevorzugen, die dem pH-Wert der Haut angeglichen sind. Oftmals tut warmes Wasser den gleichen Dienst wie Seife, schont aber den Säure- und Fettschutzmantel.
- Waschen mit nur wenig kaltem Wasser schont den Säureschutzmantel der Haut am besten. Um ihn zu stabilisieren, können Sie Obstessig in das Waschwasser geben (2 EL auf 1 l Wasser), das erfrischt außerdem.
- Luftbäder eignen sich zur allgemeinen Kräftigung, Durchblutungsförderung und Anregung – auch der Haut. Dies können gymnastische Übungen beispielsweise in leichter Bekleidung oder unbekleidet, wenn die Umstände dies zulassen, frühmorgens bei geöffnetem Fenster oder im Freien sein. Vermeiden Sie dabei Zugluft. Ist die Luft kalt, sollten Sie sich vor dem Luftbad aufwärmen. Anschließend warm anziehen oder warm duschen. Geübten sind auch Luftbäder bei Minustemperaturen ohne Gesundheitsschäden möglich.
- Meiden Sie Produkte auf Alkoholbasis für den Dauergebrauch, sie wirken austrocknend. Gut eignen sich Präparate mit den hautpflegenden Eigenschaften der Hamamelis.

❀ Gesunde Haut verträgt zwar alle Waschsubstanzen, man sollte aber trotzdem nicht übertreiben. Durch übermäßige oder (weit seltener) zu geringe Reinigungsmaßnahmen und aggressive Reinigungssubstanzen kann auch eine gesunde Haut erkranken.

♦ Zur Pflege wird, wenn überhaupt, nur eine mild rückfettende Creme oder Lotion nach der Reinigung erforderlich sein. Bei besonderen Belastungen in Beruf und Haushalt kann das Auftragen einer Hautschutzcreme, beispielsweise an den Händen oder im Gesicht, nützlich sein.

Reife Haut

☐ Mit zunehmendem Alter verliert die Haut an Elastizität, da das Netzwerk elastischer Fasern, das die Lederhaut wie Gummibänder durchzieht, in seiner Funktion nachläßt. Stützfasern (kollagene Fasern), die die Haut reißfest machen, ballen sich zu unregelmäßigen Bündeln zusammen – die Haut wird dünn und faltig. Zusätzlich produzieren die Talgdrüsen bei älteren Menschen weniger Fett, die Schweißdrüsen sind weniger aktiv, wodurch die Haut anfälliger wird für Beschwerden. Daher können von Kindheit an gewohnte Dusch- und Badegewohnheiten zu starker Austrocknung und Schädigung führen, da die Haut nicht mehr so schnell wie früher in der Lage ist, ihren natürlichen Schutzmantel wiederherzustellen.

Übermäßige Sonneneinstrahlung kann die Ursache vorzeitiger Hautalterung sein.

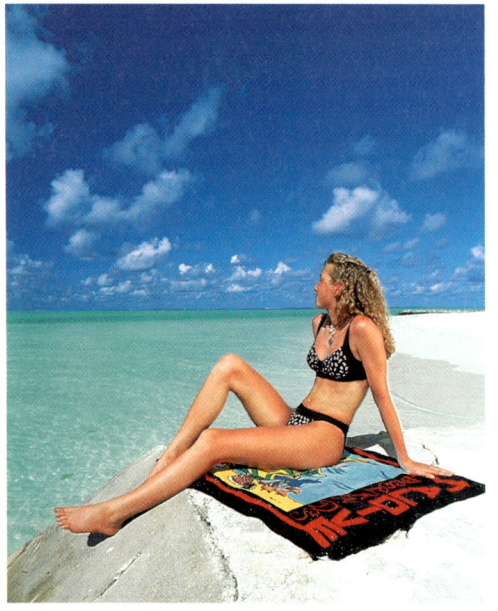

Erheblich beschleunigt wird der Alterungsprozeß der Haut und damit die Faltenbildung auch durch häufige und intensive Sonneneinstrahlung. Durch die UV-Strahlen wird die Produktion freier Radikale in der Haut erhöht. Als Folge kommt es dann zur Vermehrung von Kollagenfasern und zu ungünstigen Veränderungen des Hautbindegewebes. Einer der wesentlichen Prozesse der Faltenbildung ist dabei die Schädigung der Hyaluronsäure, eines wichtigen Bestandteils des Hautbindegewebes.

Hautpflege mit Hamamelis

Hamamelis hilft die Poren zu schließen, lindert Hautrötungen und Reizerscheinungen. Als natürliches Adstringens (zusammenziehendes Mittel) beseitigt Hamamelis Make-up, Öl- und Seifenrückstände und pflegt die Haut, ohne sie auszutrocknen. Die Haut wird frischer und weicher.
Antioxidativ wirksame Flavonoide und Tannine wirken dem Alterungsprozeß entgegen.

Hamamelis als Extrakt hat auf diesen Prozeß eine Hemmrate von 73 Prozent. Das war das Ergebnis einer Studie, in der der Einfluß von 70 Pflanzenextrakten im oben genannten Zusammenhang untersucht wurde. Darunter befanden sich so wichtige und bewährte Heilpflanzen wie Salbei, Eiche und Roßkastanie. Es zeigte sich weiter, daß Hamamelisextrakt und Hamamelistannin, einer der Hauptwirkstoffe des Extraktes, sowie die Roßkastanie die höchste antioxidative Kraft besaßen. Beide Heilpflanzen haben auf die Alterung der Haut und die Bildung von Falten einen gewissen verlangsamenden Effekt.

Einer der wichtigsten vorbeugenden Ratschläge ist: Meiden Sie übermäßige Sonneneinstrahlung, und achten Sie auf ausreichenden Sonnenschutz. Betreiben Sie keinen Sonnenkult.

Kopfhautschuppen

Dahinter können sich verschiedene Hauterkrankungen verbergen – einfache trockene Schuppenbildung, seborrhoisches Ekzem, Pilzerkrankungen oder Schuppenflechte, manchmal auch Neurodermitis (siehe Seite 64–69).

Bei trockenen Schuppen sollte auf rückfettende Pflegepräparate bei der Haarwäsche geachtet werden. Hilfreich sind auch Umschläge mit adstringierendem Hamamelissud oder wäßrige fertige Lösungen auf Hamamelisbasis. Hamamelis hat nachgewiesenermaßen eine leichte antimykotische Wirkung.

☐ Zustandsbild ❋ Reinigung ◆ Pflege

Produkte der Schweizer Firma BCL Company Ltd.

Alle Produkte enthalten das Hamamelisdestillat USP 23 aus den Zweigen nur wild wachsender und verantwortungsvoll geschnittener Pflanzenteile von *Hamamelis virginiana*. Der Strauch oder Baum muß für die Gewinnung der wirkstoffreichen Pflanzenteile nicht gefällt werden.

Neben dem Destillat enthalten die Präparate hautpflegende Substanzen und zusätzliche Wirkstoffe, wie das virenhemmende ätherische Melissenöl. Nicht enthalten sind Konservierungs- und Parfümstoffe, Emulgatoren und Liposome, die möglicherweise zu allergischen Reaktionen führen können. Für alle Präparate ist klinisch eine entzündungshemmende und juckreizlindernde Wirkung bei den genannten Indikationen nachgewiesen. Die Abheilzeit verkürzt sich, Rückfälle treten weniger rasch auf.

Anal-Gen Lotion (Schweiz)
Anwendungsbereiche: Anale und genitale Entzündungen, Hämorrhoiden, Intimhygiene, Pflege im Windelbereich.
Enthält 94 Prozent Hamamelisdestillat im treibgasfreien Mikrodosierspray.

Deskin Basic-Lotion (Deutschland, Österreich)
Anwendungsbereiche: Anale und genitale Entzündungen, Hämorrhoiden, Intimhygiene, Pflege im Windelbereich.
Enthält 94 Prozent Hamamelisdestillat.

Deskin Lösung (Deutschland, Österreich)
Anwendungsbereiche: Ekzeme und Entzündungen im Analbereich, Hämorrhoiden, Analfissuren, perianale Psoriasis, Intimhygiene.
Enthält 88 Prozent Hamamelisdestillat.

Deskin Lotion (Deutschland, Schweiz, Österreich)
Anwendungsbereiche: Hautrötungen, Hautreizungen, Allergien, Juckreiz, Entzündungen, Neurodermitis, Intensivpflege der Beine.
Befeuchtet die trockene Haut.
Enthält 90 Prozent Hamamelisdestillat.

Deskin Lipo-Lotion (Deutschland, Schweiz, Österreich)
Anwendungsbereiche: Trockene und empfindliche Haut, Neurodermitis, Altershaut, Entzündungen, Juckreiz.
Nährt die trockene Haut.
Enthält 90 Prozent Hamamelisdestillat.

Deskin Scalp-Solution (Deutschland, Schweiz, Österreich)
Anwendungsbereiche: Behandlung der Kopfhaut, Seborrhoe, Psoriasis, Juckreiz, Entzündungen.
Enthält 88,9 Prozent Hamamelisdestillat.

Proctalgen Lösung (Schweiz)
Anwendungsbereiche: Ekzeme und Entzündungen im Analbereich, Hämorrhoiden, Analfissuren, perianale Psoriasis, Intimhygiene.
Enthält 88 Prozent Hamamelisdestillat im treibgasfreien Mikrodosierspray.

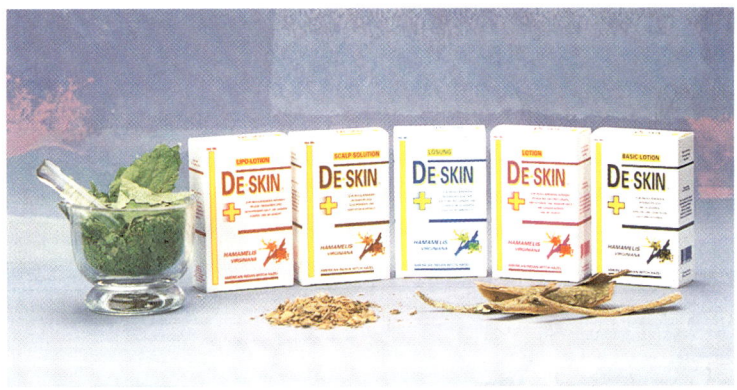

Empfohlene Literatur

Augustin, Matthias (Hrsg.): Naturheilverfahren bei Hauterkrankungen und Allergien. Hippokrates Verlag, Stuttgart 1999

Brehm, Georg: Hautkrankheiten. Thieme Verlag, Stuttgart 1993

Dir, Rudolf: Hamamelis und andere Zaubernußgewächse. Ulmer Verlag, Stuttgart 1994

Kaiser, Rudolf: Indianische Heilkunst. Herder Verlag, Freiburg im Breisgau 1996

Möhring, Wolfgang: Das große Buch der Heiltees. Südwest Verlag, München 1997

Pahlow, Mannfried: Das große Buch der Heilpflanzen. Gräfe und Unzer Verlag, München 1996

Rätsch, Christian: Indianische Heilkräuter. Eugen Diderichs Verlag, München 1996

Saller, Reinhard: Phythotherapie. Haug Verlag, Heidelberg 1996

Schmiedel, Volker/Augustin, Matthias: Handbuch Naturheilkunde. Haug Verlag, Heidelberg 1997

Stammel, Heinz J.: Das Heilwissen der Indianer. Rowohlt Verlags GmbH, Reinbek bei Hamburg 1986

Weiß, Rudolf F.: Lehrbuch der Phythotherapie. Hippokrates Verlag, Stuttgart 1991

Wichtl, Max: Teedrogen und Phythopharmaka. Hippokrates Verlag, Stuttgart 1997

Zimmermann, Walter: Praktische Phythotherapie. Sonntag Verlag, Stuttgart 1994

Zeitschrift für Phythotherapie 14, 155−166, Portrait einer Arzneipflanze. Laux/Oschmann, Hippokrates Verlag, Stuttgart 1993

Zeitschrift für Phythotherapie 18, 20−33, Heilpflanzen aus Nordamerika. Daniel Moerman − USA, Hippokrates Verlag, Stuttgart 1997

Sachregister